Nils Krüger

Einfluss von Haarausfall auf die Lebensqualität

Nils Krüger

Einfluss von Haarausfall auf die Lebensqualität

Wie Betroffene leiden

Südwestdeutscher Verlag für Hochschulschriften

Impressum/Imprint (nur für Deutschland/only for Germany)
Bibliografische Information der Deutschen Nationalbibliothek: Die Deutsche Nationalbibliothek verzeichnet diese Publikation in der Deutschen Nationalbibliografie; detaillierte bibliografische Daten sind im Internet über http://dnb.d-nb.de abrufbar.

Alle in diesem Buch genannten Marken und Produktnamen unterliegen warenzeichen-, marken- oder patentrechtlichem Schutz bzw. sind Warenzeichen oder eingetragene Warenzeichen der jeweiligen Inhaber. Die Wiedergabe von Marken, Produktnamen, Gebrauchsnamen, Handelsnamen, Warenbezeichnungen u.s.w. in diesem Werk berechtigt auch ohne besondere Kennzeichnung nicht zu der Annahme, dass solche Namen im Sinne der Warenzeichen- und Markenschutzgesetzgebung als frei zu betrachten wären und daher von jedermann benutzt werden dürften.

Coverbild: www.ingimage.com

Verlag: Südwestdeutscher Verlag für Hochschulschriften GmbH & Co. KG
Heinrich-Böcking-Str. 6-8, 66121 Saarbrücken, Deutschland
Telefon +49 681 37 20 271-1, Telefax +49 681 37 20 271-0
Email: info@svh-verlag.de

Zugl.: Hamburg, Universität Hamburg, Dissertation, 2011

Herstellung in Deutschland (siehe letzte Seite)
ISBN: 978-3-8381-3256-3

Imprint (only for USA, GB)
Bibliographic information published by the Deutsche Nationalbibliothek: The Deutsche Nationalbibliothek lists this publication in the Deutsche Nationalbibliografie; detailed bibliographic data are available in the Internet at http://dnb.d-nb.de.

Any brand names and product names mentioned in this book are subject to trademark, brand or patent protection and are trademarks or registered trademarks of their respective holders. The use of brand names, product names, common names, trade names, product descriptions etc. even without a particular marking in this works is in no way to be construed to mean that such names may be regarded as unrestricted in respect of trademark and brand protection legislation and could thus be used by anyone.

Cover image: www.ingimage.com

Publisher: Südwestdeutscher Verlag für Hochschulschriften GmbH & Co. KG
Heinrich-Böcking-Str. 6-8, 66121 Saarbrücken, Germany
Phone +49 681 37 20 271-1, Fax +49 681 37 20 271-0
Email: info@svh-verlag.de

Printed in the U.S.A.
Printed in the U.K. by (see last page)
ISBN: 978-3-8381-3256-3

Copyright © 2012 by the author and Südwestdeutscher Verlag für Hochschulschriften GmbH & Co. KG and licensors
All rights reserved. Saarbrücken 2012

"It is dismissed by doctors as being trivial.
I assure you that it is anything but!"

(Anonyme Patientin in Hunt und McHale 2004)

Abkürzungen

AA	-	Alopecia areata
AK	-	Acne keloidales
AGA	-	Androgenetische Alopezie
BASP	-	Basic and Specific
DHT	-	Dihydrotestosteron
DLE	-	Diskoider Lupus erythematodes
FPHL	-	Female Pattern Hair Loss/Haarausfall mit weiblichem Muster
KH	-	Kopfhaut
LPP	-	Lichen planopilaris
LQ	-	Lebensqualität
mGLQ	-	Mittlere Gesamtlebensqualität
MV	-	Mean Value/Arithmetisches Mittel
NIMH	-	National Institute of Mental Health
PUVA	-	Psoralen plus Ultraviolettstrahlung A
QoL_mean	-	Mittlere Gesamtlebensqualität
SD	-	Standard Deviation/Standardabweichung
SE	-	Standard Error/Standardfehler
TA	-	Traumatisch bedingte Alopezien
TE	-	Telogeneffluvium
TTM	-	Trichotillomanie
VA	-	Vernarbende Alopezien

Inhaltsverzeichnis

1 Einleitung 1
   1.1 Anatomie und Physiologie des Haares 4
      1.1.1 Entwicklung des Haarwuchses 5
      1.1.2 Anatomie der Haarfaser 6
      1.1.3 Anatomie des Haarfollikels 7
      1.1.4 Haarzyklus 8
   1.2 Haarausfall 11
      1.2.1 Alopecia androgenetica beim Mann (Male Pattern Hair Loss) 11
      1.2.2 Haarausfall mit weiblichem Muster (Female Pattern Hair Loss) 15
      1.2.3 Diffuser Haarausfall 18
      1.2.4 Alopecia areata 21
      1.2.5 Primäre vernarbende Alopezien 25
      1.2.6 Sekundäre vernarbende und andere permanente Alopezien 30
      1.2.7 Trichotillomanie 33
   1.3 Lebensqualität 35
      1.3.1 Lebensqualität und Alopezie 37
2 Material und Methoden 44
   2.1 Aufbau des Fragebogens 44
   2.2 Hairdex 45
   2.3 Pretest und Zwischenauswertungen 46
   2.4 Patientenkollektiv 47
   2.5 Statistik 48
3 Ergebnisse 51
   3.1 Einfluss verschiedener Formen von Haarausfall auf die Lebensqualität .. 52
      3.1.1 Einfluss verschiedener Formen von Haarausfall auf die Lebensqualitätsskala *Symptome* 53
      3.1.2 Einfluss verschiedener Formen von Haarausfall auf die Lebensqualitätsskala *Funktionen* 55
      3.1.3 Einfluss verschiedener Formen von Haarausfall auf die Lebensqualitätsskala *Emotionen* 56
      3.1.4 Einfluss verschiedener Formen von Haarausfall auf die Lebensqualitätsskala *Stigmatisierung* 57

3.1.5 Einfluss verschiedener Formen von Haarausfall auf die Lebensqualitätsskala *Selbstvertrauen* 58

3.2 Einfluss von androgenetischer Alopezie / Haarausfall mit weiblichem Muster auf die Lebensqualität 60

3.3 Einfluss von diffusem Haarausfall auf die Lebensqualität 64

3.4 Einfluss von Alopecia areata auf die Lebensqualität 68

3.5 Einfluss von vernarbenden Alopezien auf die Lebensqualität 75

3.6 Einfluss von traumatisch bedingter Alopezie auf die Lebensqualität 77

3.7 Einfluss von Trichotillomanie auf die Lebensqualität 80

4 Diskussion 85

4.1 Einfluss verschiedener Formen von Haarausfall auf die Lebensqualität 87

4.2 Einfluss von Haarausfall auf isolierte Lebensqualitätsskalen 89

    4.2.1 Einfluss von Haarausfall auf die Lebensqualitätsskala *Symptome* 90

    4.2.2 Einfluss von Haarausfall auf die Lebensqualitätsskala *Funktionen* 92

    4.2.3 Einfluss von Haarausfall auf die Lebensqualitätsskala *Emotionen* 94

    4.2.4 Einfluss von Haarausfall auf die Lebensqualitätsskala *Stigmatisierung* 98

    4.2.5 Einfluss von Haarausfall auf die Lebensqualitätsskala *Selbstvertrauen* 100

4.3 Einfluss möglicher aggravierender Faktoren auf die Lebensqualität von Alopeziepatienten 105

    4.3.1 Einflussfaktoren auf die Lebensqualität bei androgenetischer Alopezie / Haarausfall mit weiblichem Muster 105

    4.3.2 Einflussfaktoren auf die Lebensqualität bei diffusem Haarausfall 107

    4.3.3 Einflussfaktoren auf die Lebensqualität bei Alopecia areata 108

    4.3.4 Einflussfaktoren auf die Lebensqualität bei vernarbenden Alopezien 110

    4.3.5 Einflussfaktoren auf die Lebensqualität bei traumatischen Alopezien 111

    4.3.6 Einflussfaktoren auf die Lebensqualität bei Trichotillomanie 112

    4.4 Fazit und eigene Wertung 113

5 Literatur 120

6 Abbildungsverzeichnis 140

7 Tabellenverzeichnis 142

1 Einleitung

Haare sind mehr als man mit bloßem Augen erfassen kann. Neben der physiologischen Schutzfunktion von Haaren, die durch die Regression der Behaarung im Laufe der Evolution weitgehend an Bedeutung verloren hat, haben Haare eine bedeutende Funktion als soziales Kommunikationsorgan [1]. Zugeschrieben wird diese Funktion primär der sichtbaren Kopfbehaarung, deren psychosoziale Wertigkeit seit mehreren Jahrtausenden tief in der menschlichen Kultur verankert ist [2; 3]. Dokumente der altägyptischen Hochkultur belegen, dass bereits im 2. Jahrtausend v. Chr. gesellschaftliche Positionen und Ämter über das Aussehen und die Formung der Kopfhaare symbolisiert wurden [4]. Auch wenn Haare heutzutage nur noch selten eine symbolisch-rituelle Bedeutung haben und selbst im für seine Rituale bekannten England 2008 die 300 Jahre alte Perückentradition von Richtern abgeschafft wurden, ist ihre gesellschaftliche Bedeutung noch immer enorm.

Neben den Augen und dem Mund gehören die Haare zu den Merkmalen eines Menschen, die von Fremden als erstes und am längsten betrachtet werden [5]. Zwar ist eine quantitative Bestimmung mittels Messung der Augenfixierung aufgrund der flächigen Verteilung von Haaren nicht möglich, jedoch zeigen Studien, in denen Gesichter mit sichtbaren und verdeckten Haaren untersucht wurden, dass Haare einen salienten Schlüsselreiz bei der Beurteilung des Aussehens und der Attraktivität darstellen [6]. Des Weiteren werden vom Aussehen und dem Zustand der Haare unbewusst eine Vielzahl an positiven und negativen Charaktereigenschaften abgeleitet, die zu einer schnellen subjektiven Bewertung des Gegenübers nach Sympathie und Antipathie führen [7].

Neben der Zuschreibung historisch begründeter Stereotypen basierend auf der Haarfarbe, wie z.B. der angeblich verminderten Seriosität rothaariger Frauen oder der niedrigeren Intelligenz blonder Frauen [8], kommt es auch zu einer Ableitung von Persönlichkeitsmerkmalen basierend auf dem beeinflussbaren Zustand der Haare. Zu diesen Kriterien gehören neben Gepflegtheit, Typgerechtigkeit, Gesundheit, Länge, Farbe, Schnitt und Styling auch die Dichte und Fülle der Haare [7]. Von diesen Kriterien werden bei gepflegten, gesunden Haaren unbewusst positive Leitbildstrukturen wie Sympathie, Herzlichkeit/Freundlichkeit, soziale Sensibilität, Selbstbewusstsein oder Dynamik abgeleitet. Bei ungepflegten, ungesunden Haaren werden hingegen Aversionsstrukturen wie z.B. Antipathie, soziale Ablehnung, Desinteresse, Unzufriedenheit oder Aggression ausgelöst. Diese Gefühlswerte werden begleitet von unbewussten Schlüssen auf Persönlichkeitsmerkmale wie schlechte Erziehung, niedrige soziale Schicht, Unzuverlässigkeit, geringe Intelligenz oder eine passive Lebensorientierung [7].

Die gezeigte Zuordnung von Charaktereigenschaften ist nicht nur ein wesentliches Element der Fremdwahrnehmung und -beurteilung, sondern auch ein essentielles Element des Selbsterlebens und der Selbstdarstellung. Haare werden als Ausdruck der eigenen Persönlichkeit verstanden und gezielt eingesetzt, um Persönlichkeitseigenschaften zu kommunizieren. Auch wenn es typologische Unterschiede in der beabsichtigten Ausstrahlung gibt, stellen Haare einen zentralen Schlüsselreiz der Eindrucksbildung dar und sind von wesentlicher Bedeutung für die zwischenmenschliche Atmosphäre und die Qualität des Umgangs miteinander [7]. Die Botschaften, die mittels ‚Hair Language' vermittelt werden sollen, unterscheiden sich bei Frauen und Männern teilweise deutlich. Während bei Frauen soziale Eigenschaften, Körpersensibilität oder Gesundheit im Vordergrund stehen, dominieren bei Männern Merkmale wie Durchsetzungsfähigkeit, Intelligenz oder Aktivität [7].

Das Wissen um die Eindruckswirkung von Haaren auf andere und der Wunsch, sich selbst möglichst positiv und individuell darzustellen, führen zu einer hohen Sensibilität für den Zustand der eigenen Haare. Die tägliche Eigenwahrnehmung der Haare im Spiegel ist von entscheidender Bedeutung für das persönliche Wohlbefinden und die persönliche Motivation. Störungen in der Eigenwahrnehmung z.B. durch Haarausfall oder Haarlosigkeit können so massiv die Stimmung, den Lebensstil, die zwischenmenschliche Orientierung und auch die Leistungsmotivation negativ beeinflussen. Zwar unterscheiden sich Frauen und Männer hierbei nicht in der emotionalen Intensität, jedoch deutlich in der qualitativen Auswirkung [7]. Während bei Frauen empfundene Beeinträchtigungen der Haare zu einer gravierenden Reduzierung des Selbstwertgefühls und der erlebten sozialen Anerkennung führen [9], reagieren Männer überwiegend mit Verunsicherung und Sorge um den Verlust der eigenen Identität und Jugendlichkeit [10]. Bei beiden Geschlechtern kann eine anhaltende Beeinträchtigung der Haarqualität, wie sie bei verschiedenen Alopezieformen gegeben ist, zu nachhaltigen psychologischen Belastungen und Destabilisierungen bis hin zu Depressionen, Selbstvernachlässigung und sozialer Absonderung führen [11].

Trotz dieser teilweise massiven psychologischen Belastung erfahren Alopeziepatienten in der dermatologischen Sprechstunde häufig nur geringe Aufmerksamkeit. Da der Verlust der Kopfhaare kein vitales medizinisches Problem darstellt und im Vergleich mit anderen Dermatosen von den behandelnden Ärzten primär als kosmetisches Problem eingestuft wird [12], erleben Betroffene in der Praxis oftmals eine Bagatellisierung ihres Leidens [13]. Williamson et al. fanden in einer offenen Befragung heraus, dass nur jeder dritte Haarpatient mit der Betreuung durch seinen Arzt zufrieden ist. 40% der Befragten gaben an, dass ihr behandelnder Arzt „unsensibel", „desinteressiert" oder „nicht unterstützend" war. Weitere 18,5% gaben an, dass „keine ausreichende Untersuchung durchgeführt" oder „keine Behandlungsoption empfohlen" wurden [14]. Eine mögliche Teilerklärung für diese hohe Unzufriedenheitsrate mag in der Historie der lange Zeit nur unbefriedigenden Behandlungsoptionen für Alopezien liegen, die bei vielen Ärzten noch immer zu einem hohen Maß an Skepsis gegenüber aktuellen Therapien führt [12]. Gleichzeitig stellen gerade diffuse Alopezien, die oftmals auf singuläre oder temporäre Noxen zurückzuführen sind (siehe Kapitel 1.2.3 Diffuser Haarausfall) und sich somit selbst limitieren, einen Großteil der Diagnosen in der Haarsprechstunde dar [15]. Die von dem behandelnden Dermatologen zu Recht empfohlene Nichttherapie des Effluviums kann von Betroffenen leicht als Desinteresse oder mangelnde Unterstützung interpretiert werden. Es kommt erschwerend hinzu, dass gerade Haarpatienten in der dermatologischen Praxis als besonders schwierige und mitunter zeitraubende Patienten gelten [15], da ihre Sorgen und emotionalen Belastungen oftmals als disproportional zum klinischen Bild empfunden werden. Dies kann noch verstärkt werden, wenn beim Betroffenen durch Fehlinformationen aus dem sozialen Umfeld, von Friseuren oder aus unwissenschaftlichen Quellen wie Internetforen falsche Vorstellungen und Missverständnisse vorherrschen [13; 16]. Die empfundene Trivialisierung des Haarausfalls durch den Arzt kann über das Gefühl der Hilflosigkeit zu einer weiteren Erhöhung der emotionalen Belastung führen und so vorhandene psychologische Probleme verstärken.

Neben einer sicheren Diagnose und ggf. Therapie des Haarausfalls ist deshalb eine psychologische Unterstützung durch gezielte Information, empathisches Zuhören und Verhaltensempfehlungen von besonderer Bedeutung [17]. Da die psychische Belastung durch eine Alopezie die Lebensqualität massiv beeinflussen kann und die Therapie von Haarausfall gleichzeitig noch immer limitiert ist, kommt der psychologischen Unterstützung durch den behandelnden Dermatologen eine herausragende Bedeutung zu. Hunt und McHale bewerten die Aufklärung, Unterstützung und frühe Einbeziehung eines Psychologen deshalb höher als eine ggf. medikamentöse Therapie bei schlechter Prognose [18]. Weil zwischen dem klinischen Bild und dem subjektiven Krankheitserleben erhebliche Diskrepanzen auftreten können und Patienten ohne sichtbaren Haarausfall eine gleichhohe Einschränkung der Lebensqualität empfinden können wie Patienten mit starkem klinischen Befund [19], sollten bei der Anamnese stets weitere Faktoren beachtet werden.

Das Ziel dieser Untersuchung ist deshalb die quantitative Evaluation und Bewertung möglicher Einflussfaktoren auf die Lebensqualität bei Alopeziepatienten. In einer Onlinebefragung wurden Personen, die von androgenetischer Alopezie / Haarausfall mit weiblichem Muster, diffusem Haarausfall, Alopecia areata, vernarbender Alopezie, traumatisch bedingter Alopezie oder Trichotillomanie betroffen sind, zu ihrer Lebensqualität befragt. Neben dem Vergleich der verschiedenen Alopezieformen wurden der Einfluss der Ausprägung, das Geschlecht und das Alter als weitere Faktoren analysiert. Bei den Alopezieformen Alopecia areata und Trichotillomanie wurde zusätzlich untersucht, ob der Befall weiterer Lokalisationen wie Augenbrauen, Wimpern, Bart oder Körperbehaarung die Lebensqualität zusätzlich beeinflusst. Alopecia-areata-Patienten wurden darüber hinaus zur Aktivität ihrer Alopezie befragt.

1.1 Anatomie und Physiologie des Haares

Der menschlichen Körper ist nahezu vollständig von Haaren bedeckt. Diese ca. zwei bis fünf Millionen Haare [20; 21] teilen sich auf in gut sichtbare, pigmentierte, dicke Terminalhaare auf der Kopfhaut, als Augenbrauen oder Wimpern sowie feine, kurze und oftmals unpigmentierte Vellushaare am restlichen Körper mit Ausnahme von Plantae und Palmae. Eine spezifische Form des Terminalhaares stellen die Sexualhaare im Genital- und Achselbereich sowie bei Männern als Bart dar, die sich erst in der Pubertät unter dem Einfluss vom Androgenen aus Vellushaaren entwickeln [22]. Die Anzahl der Haarfollikel am Capillitium ist individuell unterschiedlich. Sie wird unter anderem beeinflusst durch die Haarfarbe, die Ethnie sowie das Geschlecht und beträgt ca. 100.000 – 150.000 [21; 23].

Der Wuchs des Haares unterliegt einem festen Zyklus aus mehreren Phasen. Nach einer Wachstumsphase (Anagen) von bis zu mehreren Jahren folgen eine Regressionsphase (Katagen), in der der Haarfollikel durch Apoptose teilweise zurückgebildet wird, sowie eine Ruhephase (Telogen). Dieser Zyklus wird erweitert durch eine Ausfallphase (Exogen), die theoretisch unabhängig von den anderen Phasen ist, beim Menschen jedoch stets nach der Telogenphase einsetzt [24]. Ein Terminalhaar wächst im Normalfall, in Abhängigkeit von der Proliferations- und Differenzierungsrate der Matrix-Keratinozyten, ca. 0,3 bis 0,5 mm pro Tag und erreicht so, nach einer Anagenphase von 2 bis 6 Jahren, eine maximale Länge von 20 bis 110 cm [22].

1.1.1 Entwicklung des Haarwuchses

In der 13. bis 16. Schwangerschaftswoche kommt es zur Ausbildung eines Haarflaums, der den Körper des Fetus bedeckt. Dieses sogenannte Lanugohaar wird üblicherweise in der 32. bis 36. Schwangerschaftswoche wieder abgestoßen und ist bei der Geburt nicht mehr vorhanden. Pränatal sind alle Haarfollikel in der gleichen Haarzyklusphase. Erst nach der Geburt gehen die Follikel in zwei Schüben, ausgehend vom Vorderkopf, in die Katagenphase über. Der nachfolgende Haarzyklus beginnt asynchron in den einzelnen Haarfollikeln und führt zur Ausbildung des sogenannten Intermediärhaars, das kurz und dünn ist und nur sehr wenige Pigmente aufweist [25]. Erst nach der ersten Telogenphase mit ca. zwölf bis 16 Monaten wird das Haar stärker und dichter [26].

Nach dem pränatalen Verlust der Lanugobehaarung bedecken Vellushaarfollikel nahezu die gesamte Körperoberfläche und bilden folglich den häufigsten Follikeltyp in der postnatalen Periode. Anfänglich wandeln sich nur die Follikel an den Augenbrauen, den Wimpern und am Capillitium in Terminalfollikel um, die ein dickeres und deutlich stärker pigmentiertes Haar ausbilden. Abhängig von Alter, Körperregion und Geschlecht kommt es zu einer progressiven Transformation von Vellus- zu Terminalhaarfollikeln am Körper und im Gesicht. Dies geschieht, insbesondere mit dem Eintritt in die Pubertät, bei dem es stimuliert durch Androgene zu einer flächigen Umwandlung von Vellusfollikeln im Bereich der Schambehaarung kommt. Ungefähr zwei Jahre nach der Follikeltransformation im Genitalbereich kommt es zur Umwandlung der Follikel in den Achseln und beim männlichen Geschlecht im Gesicht. Gleichzeitig kommt es insbesondere bei Männern, in geringerem Maße jedoch auch bei Frauen, mit zunehmendem Alter zu einer Re-Transformation von Terminalhaarfollikeln zu Vellushaarfollikeln am Capillitium.

1.1.2 Anatomie der Haarfaser

Die Haarfaser setzt sich aus Keratinproteinen zusammen, die als interzellulares Zweiphasen-Komposit aus Keratinfasern und einer amorphen Matrix organisiert sind. Im menschlichen Haar sind bisher 54 verschiedene Keratine entdeckt worden, die sich grob in Proteine mit hohem bzw. sehr hohem Schwefel-Anteil und Proteine mit hohem Glycin-Anteil einteilen lassen [27]. Auf Basis der Elemente setzten sich Haare aus ca. 50% Kohlenstoff, 20% Sauerstoff, 17% Stickstoff, 6% Wasserstoff und 5% Schwefel zusammen und enthalten Spuren von Magnesium, Arsen, Eisen, Chrom und anderen Metallen und Mineralien [26].

Der sichtbare Haarschaft von Terminalhaaren besteht aus der außen liegenden Cuticula, der Cortex und der zentralen Medulla. Letztere hat ein schwammartiges Erscheinungsbild und ist nicht in allen Haaren bzw. nur abschnittsweise zu finden. Die Medulla wird umgeben von der Cortex, einer Schicht aus verhornten Faserzellen mit longitudinaler Orientierung. In der Cortex sind auch die Pigmente Eumelanin und Phäomelanin verortet, deren Konzentrationen die individuelle Haarfarbe bestimmen. Die äußerste Schicht des Haares stellt die Cuticula dar, die aus mehreren Schichten dünner und lichtdurchlässiger Korneozyten besteht [26].

1.1.3 Anatomie des Haarfollikels

Der Haarfollikel entwickelt sich als epitheliale Ausbuchtung aus der embryonalen Epidermis, die zu drei einander umschließen Zylindern differenziert. Während der außen liegende Zylinder die äußere Wurzelscheide formt, die den Follikel von der umgebenden Dermis abgrenzt, ist die innere Schicht für die eigentliche Produktion der Haarfaser verantwortlich. Die dazwischen liegende innere Wurzelscheide formt den Haarschaft und führt ihn an die Hautoberfläche. Zusammen mit der Glandula sebacea und dem Musculus arrector pili ist der Haarfollikel Teil der sogenannten Haartalgdrüseneinheit.

Der Haarfollikel ist ein komplexes Mini-Organ, das sich zusammensetzt aus einem permanenten oberen Segment und dem transienten unteren Segment. Die morphologische Trennlinie für diese Unterteilung ist unterhalb der Bulgregion und der Kontaktstelle des Musculus arrector pili mit dem Haarfollikel verortet [26]. Der permanente Teil des Haarfollikels wird unterteilt in das Infundibulum, das den Abschnitt von der Hautoberfläche bis zur Austrittsöffnung der Talgdrüse in den Follikel markiert, und den Isthmus, der den Abschnitt von der Talgdrüsenöffnung bis zur Bulgregion markiert. Der laterale Abschnitt des Infundibulums, das Acro-Infundibulum, ist bedeckt von einer intakten Epidermis inkl. Stratum corneum und Stratum granulosum. Der proximale Abschnitt des Infundibulums, das Infra-Infundibulum, ist gekennzeichnet durch einen zunehmenden Verlust der epidermalen Differenzierung [26]. Die Wände des Haarfollikels im Isthmus bestehen aus zwei bis drei Reihen mit abgeflachten Zellen, deren axiale Ausrichtung abhängig ist von der Nähe zur Hautoberfläche.

Die Bulgregion ist ein spezialisiertes Kompartiment der äußeren Wurzelscheide, das neben epithelialen [28; 29] und neuroectodermalen Stammzellen, die sich zu Nervenzellen und Blutgefäßen entwickeln können [30], verschiedene Mastzellvorstufen wie Langerhans- oder Mastzellen beherbergt [31]. Bei einer Verletzung der Bulgregion können durch die Dedifferenzierung von Keratinozyten Stammzellen rekonstituiert werden [32].

Die äußere Wurzelscheide erstreckt sich von den Matrixzellen im Haarbulbus bis zur Austrittsstelle der Talgdrüse und ist unterhalb des Isthmus nicht keratinisiert. Ihre Zellen enthalten klares, in Vakuolen gespeichertes, Zytoplasma mit großen Mengen Glykogen und exprimieren eine große Bandbreite an Mediatoren, Hormonen und Rezeptoren. Die innere Wurzelscheide besteht aus Henle-, Huxley- und Cuticula-Schicht, die alle drei vor der eigentlichen Haarfaser keratinisieren und dementsprechend maßgeblich deren longitudinale und transversale Form bestimmen. Das mesenchymale Kompartiment des Haarfollikels ist von dem epithelialen durch eine Basalmembran getrennt und der gesamte Komplex von einem dichten Netz aus Gefäßen und freien Nervenenden umgeben [26; 33].

Das Wachstum des Haarschaftes resultiert aus der proliferatorischen Aktivität der Keratinozyten in der Haarmatrix, die für beständigen Vorschub von Haarschaft und innerer Wurzelscheide sorgen. Die Matrixzellen sind im Bulbus lokalisiert auf der dermalen Papilla, die aus spezialisierten mesenchymalen Zellen mit hoher signalgebender Bedeutung für den Haarfollikel besteht. Die Versorgung der Papilla und der Matrixzellen erfolgt bei Terminalhaaren durch eine Kapillare in der Papilla [26]. Die Größe des anagenen Haarbulbus, der Durchmesser des Haarschaftes sowie die Dauer der Anagenphase werden maßgeblich bestimmt durch das Volumen und die Anzahl der Stammzellen und die sekretorische Aktivität der dermalen Papilla [34; 35].

Wie die Dauer der Anagenphase reguliert wird, ist noch Gegenstand der aktuellen Forschung. Foitzek et al. sowie Yano et al. fanden Hinweise für eine Regulation über die Ansammlung eines endogenen Inhibitors in der Anagenphase, der beim Erreichen eines Schwellenwertes zur Hemmung der Zellmitose führt [36; 37]. Ein anderes Konzept beruht auf der Idee, dass die Länge des Haarzyklus durch eine limitierte Anzahl an Zellteilungen einiger Epithelzellen als Reaktion auf mesenchymale Signale bestimmt ist [38-40].

1.1.4 Haarzyklus

Der Haarzyklus wird klassisch in die drei Phasen Anagen, Katagen und Telogen eingeteilt, die teilweise noch in weitere Untergruppen separiert werden können. Neuere Erkenntnisse führten dazu, dass des Weiteren die Exogen- und Kenogenphase zum Haarzyklus hinzugezählt werden.

Während des Haarzyklus durchläuft der nicht-permanente Teil des Haarfollikels eine auf Apoptose beruhende vollständige Umformung und Erneuerung, die nicht nur das epitheliale Kompartiment betrifft, sondern auch das mesenchymale sowie die extrazelluläre Matrix und die Gefäß- und Nervenorganisation [26]. Die zyklischen Veränderungen werden ausgelöst und gesteuert durch fein abgestimmte Veränderungen in der lokalen Signalstruktur, basierend auf der Expression von Zytokinen, Hormonen, Neurotransmittern und deren Rezeptoren sowie Transkriptionsfaktoren und Enzymen [35].

1.1.4.1 Anagenphase

In der Anagenphase werden in der Papilla durch Proliferation kontinuierlich Zellen gebildet, die durch nachproduzierte Zellen durch den Haarfollikel zur Follikelöffnung geschoben werden. Dabei keratinisieren sie und bilden so den Haarschaft. Die Dauer der Anagenphase ist genetisch determiniert und abhängig von der Lokalisation am Körper. Die übliche Dauer der Anagenphase für das menschliche Kopfhaar beträgt zwei bis sechs Jahre [41].

1.1.4.2 Katagenphase

Die Katagenphase ist eine kurze Ruhephase, die an die aktive Anagenphase anschließt und in acht Unterphasen von Spät-Anagen bis Früh-Telogen unterteilt werden kann. Die Regression des Haarfollikels in der Katagenphase ist gekennzeichnet durch ein Erlöschen der Keratin- und Melaninproduktion, eine Rückbildung des Follikels durch Apoptose des transienten Anteils und einen grundlegenden Umbau der extrazellulären Matrix. Durch die Verbindung des unteren Teils des Haarschaftes mit Teilen des Haarfollikels entsteht das sogenannte Kolbenhaar (club hair). Die Katagenphase ist die erste Phase des Haarzyklus nach der Haarfollikelmorphogenese [26].

1.1.4.3 Telogenphase

In der Telogenphase hat sich der Haarfollikel auf ca. 50% seiner ursprünglichen Größe zurück gebildet und reicht nur noch bis ins Stratum papillare. Die dermale Papilla ist nicht mehr umschlossen von Epithelzellen, jedoch morphologisch als kleiner, kugelförmig angeordneter Haufen dermaler Fibroblasten in der Nähe einer fingerartigen Schicht von Epithelzellen angeordnet. Die Epithelzellen im unteren Teil des Haarfollikels zeigen in der Telogenphase weder eine ausgeprägte RNA- oder DNA-Synthese noch kommt es zur Synthese von für die Anagenphase typischen Proteinen wie Trichohyalin oder kortikalem Keratin. Das Volumen der extrazellulären Matrix der Haarpapille ist stark reduziert und die Aktivität der Zellen in der dermalen Papilla weitgehend eingestellt. Das telogene Kolbenhaar kann in dieser Form monatelang in der Kopfhaut verweilen. Die übliche Dauer der Telogenphase für das menschliche Kopfhaar beträgt drei Monate [42].

1.1.4.4 Exogenphase

Der eigentliche Ausfall des Haarschaftes ist nicht passiv, sondern ein kontrollierter, aktiver Prozess, der sich von der Inaktivität der Telogenphase deutlich unterscheidet. Die Exogenphase ist eine zusätzliche Phase des Haarzyklus', die von diesem unabhängig ist. Dies wird verdeutlicht durch die Option, dass sich in einem Haarfollikel zeitgleich sowohl ein wachsendes Anagenhaar als auch ein Kolbenhaar der Telogenphase befinden können [43] sowie durch die Beobachtung, dass Haarfollikel in der Telogenphase auch leer sein können, also weder ein Kolbenhaar noch ein neues nachwachsendes Haar beinhalten [44]. Während das parallele Vorkommen verschiedener Phasen in einem Follikel bei einigen Säugetieren der Normalfall ist, ist es beim Menschen jedoch eher selten [45]. Die Kraft, die nötig ist um ein Kolbenhaar aus der Kopfhaut zu ziehen, das sich nicht in der aktiven Phase des Exogens befindet, entspricht der der Anagenphase [46]. Während für den Rückhalt des Kolbenhaares im Haarfollikel interzellulare Adhäsionskomplexe auf molekularer Ebene verantwortlich gemacht werden [43], sind die Signale, die zum aktiven Ausstoß des Haares führen, noch Gegenstand der aktuellen Forschung.

1.2 Haarausfall

Der Begriff Alopezie bezeichnet den Zustand der Haarlosigkeit an Körperstellen, die im Normalfall Terminalhaare aufweisen. Im Allgemeinen ist er primär auf das Capillitium bezogen. Eine Alopezie kann angeboren oder erworben, herdförmig, diffus oder total sein. Eine gängige Systematik ist die Einteilung in irreversible und reversible Alopezien. Der aktive Vorgang des Haarausfalls wird, wenn er das physiologische Maß überschreitet, als Effluvium bezeichnet.

1.2.1 Alopecia androgenetica beim Mann (Male Pattern Hair Loss)

Die androgenetische Alopezie (AGA) beim Mann ist ein häufiger, androgenabhängiger Zustand, der geprägt wird durch den Verlust von Haaren in einem typischen Muster. Die Prävalenz und Ausprägung steigt mit zunehmenden Alter von 16% mit 18-30 Jahren [47], über 50% mit 50 Jahren [48], bis zu 80% im Alter von 70 Jahren [49]. Das Risiko für die Entwicklung einer androgenetischen Alopezie steigt mit einer positiven Familienanamnese des Vaters, der Mutter oder des Großvaters mütterlicherseits [50].

Die Ätiologie der androgenetischen Alopezie ist bis heute nicht gänzlich geklärt. Die Entwicklung ist abhängig von verschiedenen Faktoren, zu der die genetische Disposition sowie die Suffizienz von Androgenen, Androgenrezeptoren und Androgenrezeptor-Coaktivatoren gehören [51]. Obwohl eine genetische Disposition für androgenetische Alopezie wahrscheinlich ist und familiäre Zusammenhängen in mehreren Studien nachgewiesen werden konnten [52; 53], ist es bis heute nicht gelungen, das genetische Vererbungsmuster zu identifizieren [51]. So konnten Garton et al. einen Zusammenhang zwischen einer Sequenzvariation des Ornithin-Decarboxylase-Gens und androgenetischer Alopezie nachweisen [54] und diverse Studien zeigen, dass genetische Varianten des Androgenrezeptors im Zusammenhang mit androgenetischer Alopezie stehen [55-57]. Da diese Gene alle auf einem X-Chromosom lokalisiert sind, erklären sie zwar den mütterlichen Einfluss, jedoch nicht den väterlichen. Mehrere unabhängige genomweite Assoziationsstudien gaben jedoch jüngst den Hinweis, dass starke Zusammenhänge zwischen androgenetischer Alopezie und den Chromosomen 20p11 bzw. 3q26 bestehen und bestätigten so deren polygenetischen Erbgang [58-60].

Der Haarfollikel ist nicht nur ein endokrines Ziel für Androgene, sondern synthetisiert auch erhebliche Mengen an Androgenen mit intrakriner und parakriner Wirkung [61]. Das für androgenetische Alopezie bedeutendste Androgen ist das aus Testosteron mittels 5α-Reduktase metabolisierte Dihydrotestosteron (DHT) [62]. Bayne et al. konnten nachweisen, dass das Isoenzym 5α-Reduktase Typ II in AGA-Follikeln deutlich höher konzentriert ist als in Kontrollfollikeln [63]. Eine entscheidende Rolle bei androgenetischer Alopezie spielt auch der Androgenrezeptor, ein intrazellulärer Transkriptionsfaktor, der zur Superfamilie der nukleären Rezeptoren zählt und über die Stimulation bzw. Hemmung von Messenger-Proteinen den Haarwuchs beeinflussen kann [51]. Mehrere Studien zeigten, dass die Anzahl der Androgenrezeptoren in den Zellen der dermalen Papille bei Männern mit androgenetischer Alopezie deutlich höher ist als bei Männern ohne androgenetische Alopezie [64; 65]. Des Weiteren konnte von Sawaya et al. bei Männern mit androgenetischer Alopezie in den Talgdrüsen eine höhere Bindungskapazität zu DHT nachgewiesen werden [66].

Die Androgenempfindlichkeit des Haarfollikels ist neben dem Enzym 5α-Reduktase und den Androgenrezeptoren durch die Androgenrezeptor-Coaktivatoren geregelt, deren physiologische und pathophysiologische Rolle jedoch noch nicht abschließend geklärt ist [51]. Bisher konnte nachgewiesen werden, dass die Expression des Zellwachstumspromotors ARA70b/ELE1b in den dermalen Papillen kahler Regionen verringert ist [67], während die Expression von Hic5/ARA55 erhöht ist [68]. Für das Dickkopf-Protein DKK-1, welches aus den Zellen dermaler Papillen in kahlen Regionen gewonnen wird, konnte von Kwack et al. nachgewiesen werden, dass es zur Apoptose in follikularen Keratinozyten führt [69]. Auch für den Apoptose-Marker Bcl-2 konnte eine erhöhte perifollikuläre Expression in betroffenen Lokalisationen nachgewiesen werden, die eine mögliche Erklärung für die beobachtete persistente Follikelentzündung und Fibrose bei androgenetischer Alopezie darstellt [70].

Die genannten Faktoren führen bei Alopecia androgenetica mit jedem Durchlauf des Wachstumszyklus zu einer progressiven Verkürzung der Anagenphase und damit zu einer Abnahme der Maximallänge der Haarfaser [71]. Zusätzlich verringern sich mit jedem Durchlauf Länge und Durchmesser des neugebildeten Haarfollikels, sodass dieser sukzessiv miniaturisiert. Da sich die Länge der Telogenphase nicht verkürzt und damit proportional zunimmt, werden die Haare nicht nur kürzer und feiner, sondern bleiben auch zunehmend aus, sodass sich die Anzahl der Haare am Capillitium effektiv reduziert [44].

Klinisch zeigt sich die androgenetische Alopezie als ein langsam fortschreitender Haarverlust in einem typischen Muster. Beginnend mit einer bitemporalen Rezession der frontalen Haarlinie, kommt es zu einer diffusen Ausdünnung am Scheitel mit zunehmender Größe. Das Endstadium ist ein vollständiger Verlust der Terminalhaare mit Ausnahme der lateralen und okzipitalen Kopfhautränder. Die am weitesten verbreitete Einteilung zur Klassifikation der androgenetischen Alopezie wurde 1951 von Hamilton erstellt und 1975 von Norwood modifiziert (Abb. 1) [48; 49]. Die Hamilton-Norwood-Skala hat sieben Ausprägungsstufen von nicht vorhandener Alopecia androgenetica (Stufe I) bis zur Maximalausprägung (Stufe VII). Neben dem typischen Verlauf, bei dem bis zur sechsten Stufe frontal-medial ein Haarstreifen bestehen bleibt, sieht die Skala zusätzlich einen alternativen Verlauf vor, bei dem es zeitgleich mit der bitemporalen Rezession auch zu einem Rückgang der frontalen Haarlinie kommt (Stufe IIa bis Va). Für die Ausprägungsstufe III wird zusätzlich der Fall angezeigt, dass sich die Haarlinie nicht nur an den Schläfen zurück bildet, sondern in diesem Stadium auch bereits am Wirbel die Haardichte sichtbar abnimmt (Stufe III vertex). Die BASP-Klassifikation, die 2007 von Lee et al. publiziert wurde und sowohl für die Beurteilung von androgenetischer Alopezie als auch für Haarausfall vom weiblichen Muster geeignet ist, hat bisher keinen Einzug in die praktische Forschung gefunden [72].

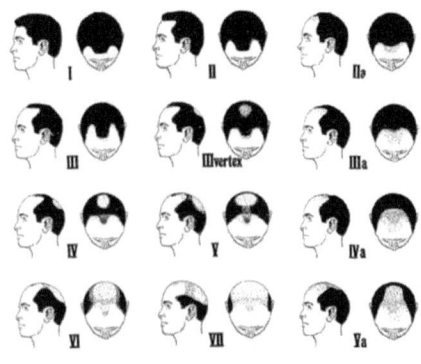

Abb. 1: Skala nach Hamilton-Norwood [49]

Zur Behandlung der androgenetischen Alopezie stehen mit Finasterid und Minoxidil zwei Wirkstoffe zur Verfügung, deren Wirksamkeit mit hoher Evidenz nachgewiesen ist, die beide jedoch primär nur das weitere Voranschreiten der Haarlosigkeit für die

Zeit der Behandlung unterbinden. Nach dem Absetzen der Behandlung kommt es bei beiden Wirkstoffen zu einer beschleunigten Progression der Alopezie bis zur Angleichung der Ausprägungsstufe an den natürlichen, unbehandelten Zustand. Die bisher einzige Option in haarlosen Arealen wieder Haare wachsen zu lassen, stellt die Transplantation von Haarfollikeln dar.

Finasterid ist ein Inhibitor der 5α-Reduktase Typ II und verhindert so die Umwandlung von Testosteron in Dihydrotestosteron. Bei oraler Einnahme von 1 mg/d Finasterid verringert sich die Konzentration von DHT innerhalb von 42 Tagen in der Kopfhaut um 64,1 % und im Serum um 71,4% [73]. Die Halbwertzeit von Finasterid im Serum beträgt 6 bis 8 Stunden [51]. In mehreren kontrollierten Studien mit hohen Probandenzahlen konnte nachgewiesen werden, dass es unter dem Einfluss von 1 mg/d Finasterid bei 61% der Männer mit Haarlosigkeit am Wirbel und 37% der Männer mit Haarlosigkeit an der Stirn zu leichtem bis mittleren Neuwuchs von Haaren kam. Die Progression des Haarausfalls konnte am Vertex in 80% und an der Stirn in 70% der untersuchten Fälle gestoppt werden [74; 75]. In weiteren Studien konnte gezeigt werden, dass das Haargewicht unter der Behandlung mit Finasterid zunimmt und sich die Anagen-Telogen-Rate signifikant verbessert [76; 77]. Finasterid hat eine gute Verträglichkeit. Die am häufigsten beschriebenen Nebenwirkungen sind eine verringerte Libido (1,9% vs. 1,3% beim Placebo), erektile Dysfunktion (1,4% vs. 0,9%) sowie verringertes Volumen des Ejakulats (1,0% vs. 0,4%) [74].

Mit Dutasterid befindet sich ein weiterer 5α-Reduktase-Hemmer als möglicher Wirkstoff gegen androgenetische Alopezie in der klinischen Erprobung. Da dieser Wirkstoff sowohl Typ I als auch Typ II der 5α-Reduktase hemmen kann und die Hemmung der 5α-Reduktase Typ I um den Faktor 3 höher ist als bei Finasterid, könnte der Wirkstoff eine hohe Wirksamkeit bei androgenetischer Alopezie haben. In einer ersten Phase-3-Studie an 153 Männern konnte von Eun et al. nachgewiesen werden, dass 0,5 mg/d Dutasterid in der Wirkung gegen Alopecia androgenetica einem Placebo signifikant überlegen ist und gut vertragen wird [78]. Olsen et al. konnten in einer Dose-Finding-Studie nachweisen, dass Dutasterid bereits ab 2,5 mg/d eine vergleichbare Wirkung zeigt wie 5 mg/d Finasterid und diese bereits nach zwölf Wochen nachweisbar war (versus 24 Wochen mit Finasterid) [79].

Minoxidil ist ein Pyrimidin-Derivat, das ursprünglich als Antihypertensivum entwickelt wurde. Obwohl der Wirkstoff bereits seit den 1990er-Jahren erfolgreich bei androgenetischer Alopezie eingesetzt wird, ist der Wirkmechanismus bis heute nicht gänzlich geklärt. Als mögliche Mechanismen werden eine gefäßerweiternde Wirkung [80; 81], eine Angiogenese-Wirkung [82], eine Verbesserung der Zellproliferation [83; 84] sowie die Öffnung von Kaliumkanälen [85; 86] diskutiert. Olsen et al. konnten anhand einer kontrollierten Vergleichsstudie an 393 Männern zeigen, dass es unter dem Einfluss einer täglich applizierten Lösung mit 5% Minoxidil bei 57% der Studienteilnehmer zu einer Zunahme der Haarmenge kam. Bei der ebenfalls untersuchten Lösung mit 2% Minoxidil war nur bei 41% der Teilnehmer eine Zunahme zu verzeichnen (vs. 23% beim Placebo). Der Unterschied zum Ausgangswert war in der 5%-Gruppe bereits nach 8 Wochen signifikant, in der 2%-Gruppe hingegen erst nach 12 Wochen [87]. Die Nebenwirkungen von Minoxidil sind primär dermatologisch und schließen Stechen, Brennen, Juckreiz, Trockenheit und Schuppung ein. Als einzige nicht dermatologische Nebenwirkung wird in seltenen Fällen von Kopfschmerzen berichtet [87]. Systemische Wirkungen sind für Minoxidil nicht bekannt.

1.2.2 Haarausfall mit weiblichem Muster (Female Pattern Hair Loss)

Haarausfall mit weiblichem Muster oder Female Pattern Hair Loss (FPHL) ist ein beschreibender Sammelbegriff für die Abnahme der Haardichte am Scheitel, die bei vielen Frauen nach der Pubertät auftritt [88]. Der lange Zeit übliche Begriff „Androgenetische Alopezie der Frau" wird mittlerweile nicht mehr empfohlen, da der implizierte Zusammenhang mit Androgenen und einer genetischen Ätiologie nur bei einem Teil der Betroffenen zutrifft [89].

Die Prävalenz und Ausprägung von Haarausfall mit weiblichem Muster nimmt mit dem Alter zu und beträgt ca. 6-25% bei Frauen unter 50 Jahren und ca. 38-54% bei Frauen über 70 Jahren [90-92]. Die Angaben hierzu unterscheiden sich in den Studien teilweise erheblich, in Abhängigkeit von der verwendeten Klassifikation und dem Design der Untersuchung. Erschwerend kommen mögliche regionale Unterschiede und Überlagerungen mit klinisch ähnlichen Formen der Alopezie wie der zentralen zentrifugalen vernarbenden Alopezie (central centrifugal cicatricial alopecia) hinzu [93; 94].

Die Genetik des Haarausfalls mit weiblichem Muster ist unklar. Eine Familienanamnese ist häufig gegeben, jedoch nicht in allen Fällen. Eine Studie von Smith und Wells zeigte, dass bei Frauen mit Haarausfall mit weiblichem Muster in 54% der untersuchten Fälle auch die männlichen Verwandten ersten Grades, die älter als 30 Jahre waren, von Haarausfall betroffen waren. Die Prävalenz bei den weiblichen Verwandten ersten Grades betrug 21% [95]. Carey et al. beschrieben einen Zusammenhang von Haarausfall mit weiblichem Muster und polyzystischem Ovarsyndrom in autosomal dominanter Vererbung [96]. Ähnlich der androgenetischen Alopezie wird vermutet, dass die Ursache für Haarausfall mit weiblichem Muster polygenetisch und multifaktoriell ist [89].

Abweichend von der androgenetischen Alopezie ist es beim Haarausfall vom weiblichen Muster bisher nicht gelungen, eine klare Kausalität zu Androgenen herzustellen. So zeigte z.B. die Studie von Vierhapper et al., dass kein Unterschied in der Menge des produzierten DHT zwischen Frauen mit und ohne Alopezie besteht [97]. Futterwit et al. fanden bei 61,5% der untersuchten Frauen mit mittelstarkem bis starkem Haarausfall mit weiblichem Muster keine erhöhten Werte für Dehydroepiandrosteronsulfat, Androstendion, DHT oder freies Testosteron [98]. Schmidt et al. konnten bei prämenopausalen Frauen mit Alopezie aber ohne Hirsutismus oder Menstruationsstörungen keine erhöhten Androgenwerte nachweisen [99] und Zajac beschreibt sogar einen Fall von Haarausfall mit weiblichem Muster bei kompletter Androgenresistenz [100]. Gleichzeitig tritt Haarausfall mit weiblichem Muster jedoch häufig zusammen mit typischen androgenabhängigen Symptomen wie Hirsutismus (20-24%) und Menstruationsstörungen (21-27%) auf [98; 101] und legt so nahe, dass zumindest für einen Teil der Betroffenen ein Zusammenhang mit Störungen im Androgenhaushalt besteht [89].

Klinisch manifestiert sich FPHL in drei häufig anzutreffenden Mustern in den gleichen Arealen wie die androgenetische Alopezie. Die Muster lassen sich unterscheiden in ein diffuses Muster, bei dem in zunehmendem Maße die Haare am Oberkopf ausdünnen, ein frontaler Streifen jedoch stets bestehen bleibt [102], ein Muster mit frontaler Akzentuierung, bei dem es zu einer tannenbaumartigen Verbreiterung des Scheitels zur Stirn hin kommt [103] sowie dem Muster der männlichen androgenetischen Alopezie [49].

Unabhängig oder parallel zu diesen Mustern kommt es häufig zu einer bitemporalen Ausdünnung der Haare [89]. Ursächlich verantwortlich für den Haarverlust ist, wie auch bei der männlichen Alopecia androgenetica, eine Miniaturisierung der Haarfollikel, die zur Produktion von Vellushaaren anstelle von Terminalhaaren führt.

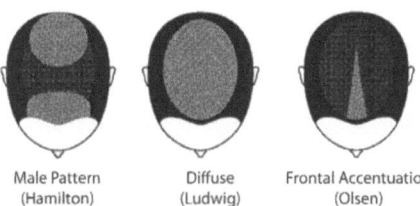

Male Pattern (Hamilton)   Diffuse (Ludwig)   Frontal Accentuation (Olsen)
Abb. 2: Haarausfallmuster bei FPHL [103]

Die höchste Evidenz für die Behandlung von Haarausfall mit weiblichem Muster liegt für den topisch applizierten Wirkstoff Minoxidil vor. Wie mehrere kontrollierte Multicenter-Studien zeigten, wirkt Minoxidil in Konzentration von 2% und 5% bei Haarausfall mit weiblichem Muster mit einer Zunahme der Terminalhaarmenge um 16-24%. Beide Konzentrationen zeigten signifikante Überlegenheit gegenüber der Placebobehandlung. Im direkten Vergleich war die 5%-Lösung der 2%-Lösung signifikant überlegen [104-106]. Die Nebenwirkungen der Minoxidil-Behandlung sind für Frauen identisch mit denen der Männer. In Deutschland ist für Frauen nur die 2%-Lösung zur Behandlung von Haarausfall mit weiblichem Muster zugelassen.

Aufgrund des teilweise gegebenen Zusammenhangs mit Androgenen, kann, neben der topischen Behandlung mit Minoxidil, auch eine systemische Behandlung mit Antiandrogenen bei Haarausfall mit weiblichem Haarausfall wirksam sein. Da randomisierte, kontrollierte Vergleichsstudien noch ausstehen, ist die Wirksamkeit jedoch unklar [89]. Sinclair et al. konnten an einer Studie mit 80 Frauen beweisen, dass sowohl Spironolactone (200 mg/d) als auch Cyproteronacetat (50 mg/d) bei 44% der Teilnehmer zu Nachwuchs von Haaren führten [107]. In einer Studie von Carmina und Lobo konnten die Autoren nachweisen, dass die Behandlung mit 250 mg/d Flutamid eine Verbesserung in der Ludwig-Klassifikation um 21% erbrachte. Cusan et al. beschrieben eine Abnahme der Alopezie unter Flutamid (250 mg/BID) um 80% [108]. Für Cyproteronacetat liegen mehrere Studien in Verbindung mit Ethinylestradiol vor, die eine Verbesserung der Anagen-Telogen-Ratio sowie eine Zunahme der Haardicke und -dichte nach 12 Monaten unter dem Einfluss der Behandlungen zeigen [107; 109; 110]. Bei einem Einsatz bei Frauen im gebärfähigen Alter muss eine effektive Kontrazeption sichergestellt sein, da alle Antiandrogene eine Feminisierung männlicher Föten verursachen können. Bisher ist kein antiandrogener Wirkstoff für die Behandlung von Haarausfall mit weiblichem Muster zugelassen.

Für den 5α-Reduktase-Inhibitor Finasterid liegen zwei widersprüchliche Studien bezüglich der Wirksamkeit bei Haarausfall mit weiblichem Muster vor. In einer unkontrollierten Studie mit 37 prämenopausalen Frauen, die neben 2,5 mg/d Finasterid ein orales Kontrazeptivum mit Drospirenon und Ethinylestradiol einnahmen, zeigte sich bei 62% der Teilnehmerinnen eine Verbesserung des Haarausfalls [111]. Eine doppelblinde, kontrollierte Studie mit 137 postmenopausalen Frauen, die mit 1 mg/d Finasterid bzw. einem Placebo behandelt wurden, zeigte nach zwölf Monaten keinen signifikanten Unterschied zwischen den Gruppen und eine Verschlechterung der Parameter in beiden Gruppen [112]. Für den Wirkstoff Dutasterid, der sowohl die 5α-Reduktase vom Typ I als auch vom Typ II hemmt, liegen bisher keine Studien an Frauen vor. Aufgrund der feminisierenden Wirkung der 5α-Reduktase-Inhibitoren auf männliche Föten sollten diese nur von postmenopausalen Frauen oder in Verbindung mit einer effektiven Kontrazeption eingenommen werden. Da die Halbwertzeit von Dutasterid bis zu vier Wochen beträgt, sollte dieser Wirkstoff von Frauen im gebärfähigen Alter gar nicht eingenommen werden.

1.2.3 Diffuser Haarausfall

Auch wenn keine klaren Angaben zur Prävalenz vorliegen, stellt diffuser Haarausfall die häufigste Form von Haarausfall in der dermatologischen Praxis dar [15]. Für das Bild des diffusen Haarausfalls wurden in der Vergangenheit verschiedene Fachbegriffe definiert, die jeweils den aktuellen Verständnisgrad verdeutlichen. Neben den Begriffen „Defluvium capillorum", „chronisch diffuse Alopezie" und „diffuser zyklischer Haarausfall" setzte sich vor allem der von Albert Kligman geprägte Begriff „Telogeneffluvium" (TE) durch [15], der von Headington um eine Klassifikation in fünf Subtypen erweitert wurde [113]. Mit dem „dystrophischen Anageneffluvium" und dem „lockeren

Anagenhaar" sind mittlerweile auch zwei Formen des diffusen Haarausfalls identifiziert, die sich auf die Anagenphase beziehen [15].

Das dystrophische Anageneffluvium wird verursacht durch antineoplastische Medikamente, Strahlung, Gifte oder Alopecia areata. Diese Faktoren verursachen einen Stopp der Matrixzellenreproduktion, der zu einer Unterbrechung der Keratinproduktion führt, jedoch nicht die Transformation des Follikels in die Katagenphase einleitet [114]. Klinisch zeigt sich das dystrophische Anageneffluvium ca. 7-14 Tage nach dem Kontakt mit einer starken Noxe durch eine leichte Epilierbarkeit der Haare, gefolgt von einem spontanen diffusen Haarausfall. Bei einer leichteren Noxe fällt das Haar nicht aus, verdünnt sich aber deutlich. Nach dem Abstellen der Noxe kommt es durch die wiedereinsetzende Matrixzellenreproduktion innerhalb von Wochen zu einem Neuwuchs der Haare. Da im Normalfall 80-90% der Haare in der Anagenphase sind, kann es durch das dystrophische Anageneffluvium innerhalb von wenigen Tagen zu einem massiven Haarverlust kommen, der nahezu die gesamte Kopfhaut betrifft [15].

Das Loses-Anagenhaar-Syndrom tritt primär bei Kindern auf und nimmt in den meisten Fällen mit dem Alter ab [115]. Es ist charakterisiert durch eine leichte, schmerzfreie Epilierbarkeit der Haare und eine begrenzte Länge der Haare. Die einzelnen Haare zeigen ungleichmäßige Enden und Texturen und sind häufig brüchig, trocken und glanzlos [15]. Histologisch sichtbare Abweichungen in der Struktur der inneren Wurzelscheide und der Haarfaser sowie eine verfrühte Keratinisierung und eine geringe Kohäsion der Zellen der äußeren Wurzelscheide sprechen für die These, dass Störungen in der Wurzelscheide zu einer reduzierten Verankerung des Haares in der Kopfhaut führen [116-118].

Das Telogeneffluvium ist definiert als „Haarverlust, verursacht durch vermehrten Ausfall von Haaren in der Telogenphase" und wird klinisch sichtbar, wenn mehr als 20% der Haarfollikel gleichzeitig in der Telogenphase sind [15]. In Abhängigkeit von der Veränderung des normalen Haarzyklus' hat Headington das Telogeneffluvium in fünf Subtypen eingeteilt [113]. Bei der vorzeitigen Anagenabschaltung gehen Follikel, die normalerweise noch eine längere Anagenphase durchlaufen würden, vorzeitig in die Katagen- bzw. Telogenphase über. Dieses relativ häufige Syndrom tritt typischerweise in Zusammenhang mit Medikamenten oder nach Phasen starker physiologischer Anstrengung wie z.B. Fiebererkrankungen auf [113].

Bei der verzögerten Anagenabschaltung verweilt das Haar länger in der Anagenphase als normal, sodass der physiologische Haarausfall in dieser Zeit reduziert ist. Geht die Verzögerungsphase zu Ende, transformiert eine erhöhte Anzahl an Follikeln gleichzeitig in die Katagen- bzw. Telogenphase, sodass es zu einem vermehrten Haarausfall kommt. Die verzögerte Anagenphase tritt sehr häufig im Rahmen von Schwangerschaften auf [113].

Die physiologische Telogenphase dauert ca. vier bis zwölf Wochen, in denen das Haar in der Kopfhaut ruht, bevor es durch aktive Prozesse in der Exogenphase aus der Kopfhaut ausgestoßen wird. Beim vorzeitigen Telogenausfall ist diese Phase durch einen synchronisierten Übergang in die Exogenphase verkürzt. Dieses Symptom ist häufig nach Beginn einer Minoxidil-Behandlung zu beobachten [113].

Beim verzögerten Telogenausfall bleiben die Haare länger als normal in der Telogenphase, bevor sie synchronisiert in die Exogenphase übergehen. Dieser bei Säugetieren weit verbreitete Vorgang der Mauser kann beim Menschen eintreten, wenn es z.B. durch eine Flugreise zu einem Wechsel von lichtarmen zu lichtreichen klimatischen Bedingungen kommt [113].

Die fünfte Untergruppe des Telogeneffluviums ist die verkürzte Anagenphase, bei der sich die Dauer der Anagenphase idiopathisch reduziert, sodass sich die relative Anzahl der Follikel in der Telogenphase erhöht. Hier gilt die Regel, dass jede Verkürzung der Anagenphase um 50% zu einer Verdoppelung der Follikel in der Telogenphase führt [113]. In den wenigen dokumentierten Fällen mit verkürzter Anagenphase waren ausschließlich Kinder oder Jugendliche betroffen und die Dauer der Anagenphase betrug 4-13 Monate [119]. Die verkürzte Anagenphase kann zu einer starken Beschränkung der maximalen Länge der Haarfaser führen, geht jedoch, abweichend vom Loses-Anagenhaar-Syndrom, nicht mit Schäden am Haarschaft einher [120].

Die Behandlung von diffusem Haarausfall ist abhängig von der Ursache. Die akuten Formen des Telogeneffluviums, z.B. post-partum, post-febril oder leichte Formen des saisonalen Effluviums sowie Haarausfall nach Beginn einer Minoxidil-Therapie, sind selbstlimitierend und sollten nicht behandelt werden. Bei chronischem diffusem Haarausfall gilt es, die verursachende Noxe zu identifizieren und falls möglich abzuschalten. Da die Ursachen multifaktoriell sein können, kann dies unter Umständen jedoch sehr schwierig sein. Systemische Erkrankungen, von denen bekannt ist, dass sie ein Telogeneffluvium auslösen können, sind Eisendefizit, Schilddrüsendysfunktion, systemischer Lupus erythematodes oder Syphilis. Zu den Medikamenten, die Haarausfall auslösen können, gehören Antikoagulantien (Heparin, Warfarin), orale Retinoide (Acitretin, Isotretinoin), Interferon, Thyreostatika (Carbimazol, Propylthiouracil, Amiodaron), Hypercholesterinämie-Hemmer (Fibrate), Cholcicin, Antimetabolite (Methotrexat, Azathioprin, Cyclophosphamid) sowie Hormone mit pro-androgener Wirkung (Norethisteron, Levonorgestrel, Tibolon). Besonders bei jungen Frauen kann des Weiteren auch eine eingeschränkte Ernährung ein auslösender Faktor sein [15].

Die Evidenz für aktive Therapien bei chronischem Telogeneffluvium ist gering. In der Literatur beschrieben sind einzelne Versuche mit topischen und systemischen Corticosteroiden [121], topischem Minoxidil [122] oder einem Nahrungsergänzungsmittel auf Basis von L-Cystin, medizinischer Hefe und Pantothensäure [123].

1.2.4 Alopecia areata

Alopecia areata (AA) ist eine bei Frauen, Männern und Kindern relativ häufig auftretende, potentiell immer reversible Erkrankung, bei der es zum Ausfall von Haaren in einem zumeist kreisrunden Muster kommt. Betroffen sind primär die Kopfhaut (90%), die Augenbrauen und bei Männern der Bart. In schweren Fällen kann es zum vollständigen Verlust der Kopfbehaarung oder auch der Körperbehaarung kommen. Die Gesamtlebenszeitprävalenz für Alopecia areata beträgt 1,7% [124]. Die Erkrankung tritt häufig in den ersten 20 Lebensjahren auf, kann sich grundsätzlich aber zu jedem Zeitpunkt manifestieren und befällt beide Geschlechter mit einer leichten Prädominanz von Frauen [125; 126].

Die Pathogenese von Alopecia areata kann sich, in Abhängigkeit vom Muster, der Ausprägungsstufe und der Dauer der Erkrankung sehr unterschiedlich präsentieren. Am

Anfang einer Erkrankung kommt es zu einer Entzündung des anagenen Haarfollikels, die zu einer Dystrophie des Follikels und einem damit verbundenen Stopp der Haarproduktion führt. Der Follikel verbleibt jedoch in der Anagenphase [126]. Bei Zunahme der Entzündung kommt es zum Übergang des Follikels in die Katagen-/Telogenphase und einem sich fortlaufend wiederholenden sehr schnellen Durchlauf des Haarzyklus'. Durch die Infiltration von Entzündungszellen in den frühen Anagenfollikel kommt es zu dessen vorzeitigem Untergang und einem Übergang in die Telogenphase, bevor es zur Produktion einer neuen Haarfaser kommen konnte. Bei einer chronischen Alopecia areata verbleibt der Haarfollikel in einer verlängerten Telogenphase ohne weitere Versuche der Transformation in die Anagenphase [127-129].

Die Pathogenese der Alopecia areata und die molekularen Mechanismen, die zum Haarausfall führen, sind bis heute nicht abschließend geklärt. Aktuelle Studien stärken jedoch die These, dass es sich um eine entzündungsgesteuerte Autoimmunerkrankung handelt. So konnten Seyrafi et al. Zusammenhänge mit anderen Autoimmunerkrankungen nachweisen [130] und Gilhar et al. gelang der Nachweis von entzündungsbedingten Lymphozyten in der Umgebung und in betroffenen Follikeln [131]. Ein weiteres Indiz ist, dass eine Behandlung von Alopecia areata mit immunsuppressiven Wirkstoffen zur Regeneration des Haarwuchses führen kann [132].

Das gleichzeitige Auftreten von Alopecia areata bei eineiigen Zwillingspaaren [133], die erhöhte Prävalenz von Alopecia areata unter nahen Verwandten sowie die teilweise über mehrere Generationen nachvollziehbaren Familienbelastungen zeigen deutlich die genetische Determinierung der Erkrankung [134]. Verschiedene Studien zeigten dabei, dass insbesondere das humane Leukozytenantigen-System (HLA-System) eine wichtige Rolle bei der Vererbung spielt. Da darüber hinaus auch Hinweise für eine Beteiligung von Genen außerhalb des HLA-Systems gefunden wurden, ist eine multi-genetische Determinierung wahrscheinlich [126; 129].

Die genetische Disposition ist zwar eine wichtige individuelle Vorbedingung für die Entwicklung von AA, der Zeitpunkt des Ausbruchs, das Muster des Haarausfalls sowie die Ausprägung der Erkrankungen sind jedoch zusätzlich durch Umweltfaktoren beeinflusst [135; 136]. Vor allem Stress steht im Verdacht, neben hormonellen Schwankungen [135], Infektionserregern [137], Impfungen [138] und Diäten [139], ein möglicher wichtiger Trigger beim Ausbruch der Erkrankung zu sein. Trotz mehrere klinischer Studien unter kontrollierten Bedingungen konnte Stress als Faktor beim Ausbruch von Alopecia areata bisher jedoch weder nachgewiesen noch klar widerlegt werden [140-143]. Demgegenüber konnte jedoch gezeigt werden, dass von Alopecia areata Betroffene häufiger psychosoziale Merkmale wie erhöhte Angstzustände, Depression und Aggression aufzeigen [141; 143-145].

Klinisch manifestiert sich Alopecia areata als einzelnes oder multiples, scharf abgegrenztes haarfreies Areal oder in Form massiven diffusen Haarausfalls. Die Erkrankung kann an jeder behaarten Stelle auftreten, betrifft in ca. 90% der Fälle aber das Capillitium [124]. Das Ausfallmuster von Alopecia areata kann stark variieren. Klassische Alopecia-areata-Läsionen sind klar abgegrenzte runde oder ovale vollständig haarfreie Areale mit einer glatten Hautoberfläche. Die Hautfarbe in den betroffenen Arealen ist im Normalfall unauffällig, kann jedoch auch eine leichte Rosa- bis Rotfärbung aufzeigen. Mittels Auflichtmikroskopie lassen sich oftmals gelbe, punktförmige Verfärbungen erkennen, die zurückzuführen sind auf degenerierte Keratinozyten und Sebum aus den dilatierten Ostien der miniaturisierten Follikel [146]. Ein weiteres charakteristisches Zeichen von Alopecia areata sind sogenannte Ausrufezeichen-Haare in den haarfreien Arealen oder an deren Rand, die proximal konisch zulaufen. Ein Pull-Test im Randbereich der Läsion fällt bei progressiver Expansion der Erkrankung positiv aus [129]. Basierend auf der Ausprägung wird Alopecia areata eingeteilt in fleckförmige Alopecia areata, bei der ein Teil der Behaarung betroffen ist, Alopecia totalis, bei der die gesamte Kopfbehaarung betroffen ist, und Alopecia universalis, bei der die gesamte Kopf- und Körperbehaarung betroffen sind.

Alopecia areata ist grundsätzlich reversibel, kann jedoch bei schweren Verläufen auch permanent und progressiv sein. Insbesondere bei leichten Ausprägungen fleckförmiger Alopecia areata ist eine spontane Remission bei mehr als 50% der Betroffenen innerhalb eines Jahres wahrscheinlich [147]. Ein späteres Rezidiv ist jedoch sehr häufig. Faktoren für eine negative Prognose sind eine starke Ausprägung und hohe Dauer des Haarausfalls, Atopie, eine positive Familienanamnese, das gleichzeitige Auftreten anderer Immunerkrankungen, Nagelläsionen und ein Ausbruch der Erkrankung mit geringem Alter

[129; 148]. Die Wahrscheinlichkeit für eine vollständige Remission ist bei Alopecia universalis und totalis kleiner 10% [148].

Für die Behandlung von Alopecia areata sind viele Therapieansätze bekannt. Durch die hohe Rate spontaner Remission und den Mangel an randomisierten, kontrollierten, doppelblinden Studien ist eine Bewertung nach Evidenzkriterien jedoch schwierig. Da bisher keine Therapie eine kurative oder präventive Wirkung hat, ist das Ziel jeder Alopecia-areata-Behandlung das Reversieren der Progression und die möglichst vollständige Remission des normalen Haarwuchses.

Aufgrund ihres positiven Sicherheitsprofils sind topisch applizierte Corticosteroide eine der gängigsten Formen der Alopecia-areata-Therapie. Sie sollen die massiven Entzündungsreaktionen, die mit Alopecia areata einhergehen, hemmen und so die Haarproduktion im Follikel wieder reaktivieren. Eine kontrollierte Studie von Tosti et al. sowie eine unkontrollierte Studie von Mancuso et al. zeigten bei leichter fleckförmiger Alopecia areata Ansprechraten von 20-75% [149; 150]. In einer unkontrollierten Studie zur Therapie mit intraläsional injiziertem Corticosteroid (Triamcinolonacetonid) konnte die Arbeitsgruppe um Chang bei sechs von zehn Patienten eine Verbesserung erreichen [151]. Die systemische Therapie mit Corticosteroiden ist umstritten, da in mehreren Studien bei ausgeprägter Alopecia areata (> 50%) zwar gute Ansprechraten erzielt werden konnten, diese jedoch mit einer hohen Rezidivquote in der Nachbeobachtung einhergingen [152; 153]. Aufgrund ihrer Nebenwirkungen ist die systemische Therapie mit Corticosteroiden für Kinder nicht empfehlenswert.

Bei der Kontaktimmuntherapie wird durch Einsatz von Kontaktallergenen wie Diphencyprone oder Quadratsäuredibutylester in einer hohen Konzentration zunächst in einem kleinen Hautareal eine Typ-I-Sensibilisierung induziert und anschließend eine stark verdünnte Lösung auf betroffene Areale der Kopfhaut appliziert, bis eine Ekzemreaktion eintritt. Diese soll die Zellen des Immunsystems verdrängen und so deren Angriff auf die Haarfollikel unterbinden [154]. Da die Kontaktimmuntherapie nur temporäre dermale Nebenwirkungen wie Rötungen und Juckreiz hat, ist sie gut für die Therapie von Kindern geeignet. Wie Studien der Arbeitsgruppen um Rokhsar und Tosti zeigen, liegt die Erfolgsrate der Therapie bei 30% bis 60% [155; 156].

Neuere Therapieansätze bei Alopecia areata beruhen auf dem Einsatz von Lasern, der Kombination von Psoralen plus UV-A-Strahlung oder Biopharmazeutika. Mehrere kleine Studien mit einem Excimer-Laser zeigten Ansprechraten von bis zu 70% bei fleckenförmiger Alopecia areata an der Kopfhaut. Die unbehandelten Kontrollareale sowie behandelte Areale abseits des Capillitiums zeigten keinen Neuwuchs [157-159]. Die zur Behandlung ausgeprägter Formen von Psoriasis sowie Neurodermitis und Vitiligo eingesetzte PUVA-Therapie zeigte bei Alopecia areata nur sehr geringe Ansprechraten [160]. Der Einsatz der Biopharmazeutika Etancercept und Efalizumab, von denen man sich eine Hemmung der durch T-Zellen verursachten Entzündung der Haarfollikel erhoffte, zeigte in Studien keine Wirkung [161; 162].

1.2.5 Primäre vernarbende Alopezien

Die Gruppe der primären vernarbenden Alopezien (VA) umfasst verschiedene Erkrankungen, die primär mit einer permanenten, nicht-reversiblen Zerstörung des Haarfollikels einhergehen, nicht-follikulare Strukturen jedoch weitgehend schonen. Typische Kennzeichen sind die klinische Abwesenheit von Follikelostien und vernarbte Faserstränge von untergegangenen Follikeln in der Histologie.

Die Ursache und Pathophysiologie der meisten vernarbenden Alopezien ist bis heute nicht gänzlich geklärt. Da bei allen Formen die stammzellenreiche Bulgregion betroffen ist, ist es jedoch wahrscheinlich, dass eine irreversible Verletzung dieser Region primär verantwortlich ist [163]. Als Faktoren, die zum Untergang der Bulgregion führen können, werden pathologische Veränderungen der Talgdrüse, Beeinträchtigungen der äußeren Wurzelscheide und direkte Störungen der Stammzellen vermutet [164]. Für einige Erkrankungen konnten genetische Dispositionen oder exogene Trigger nachgewiesen werden. So konnte für Keratosis follicularis spinulosa decalvans, eine narbige Alopezie mit Hyperkeratosen und follikulärer Entzündung, jüngst eine Mutation des Gens MBTPS2 als Ursache identifiziert werden [165]. Ultraviolette Strahlung und Zigarettenrauch konnten als Trigger für diskoiden Lupus erythematodes [166] oder Biopharmazeutika für Lichen planopilaris [167] nachgewiesen werden.

Für die Klassifikation der primären vernarbenden Alopezien wurden diverse Schemata entwickelt, die u.a. auf klinischen oder pathologischen Merkmalen oder dem Alter bei Ausbruch der Erkrankung basierten. Die 2001 von der *North American Hair Research Society* vorgestellte Klassifikation bildet den aktuellen Konsensus von Klinikern, Pathologen und Wissenschaftlern ab und teilt die Erkrankungen, basierend auf deren primären Entzündungszellen, in lymphozytische, neutrophile, gemischte und unspezifische [168] ein. Zur Kategorie der lymphozytenbasierten vernarbenden Alopezien zählen neben anderen Lichen planopilaris (LPP), diskoider Lupus erythematodes (DLE) und Alopecia mucinosa. Folliculitis decalvans zählt zur Kategorie der neutrophilenbasierten Alopezie, wohingegen Acne keloidalis gemischte Entzündungszellen aufweist (Tab. 1).

Tab. 1: Klassifikation der primären vernarbenden Alopezien [168]

Lymphozytisch	<ul><li>Chronisch diskoider Lupus erythematodes</li><li>Lichen planopilaris<ul><li>Klassischer Lichen planopilaris</li><li>Frontal fibrosierende Alopezie</li><li>Graham-Little-Syndrom</li></ul></li><li>Klassische Pseudopelade (Brocq)</li><li>Zentrale zentrifugale vernarbende Alopezie</li><li>Alopecia mucinosa</li><li>Keratosis follicularis spinulosa decalvans</li></ul>
Neutrophil	<ul><li>Folliculitis decalvans</li><li>Perifolliculitis abscedens et suffodiens</li></ul>
Gemischt	<ul><li>Folliculitis (Acne) keloidalis</li><li>Folliculitis (Acne) necrotica</li><li>erosive pustolöse Dermatose des Capillitiums</li></ul>
Unspezifisch	<ul><li>Idiopathische vernarbende Alopezie ohne eindeutige klinische oder histologische Befunde</li></ul>

1.2.5.1 *Lichen planopilaris*

Lichen planopilaris (LPP) ist eine follikulare Form der Lichen ruber planus und geht in den Unterformen klassischer Lichen planopilaris, frontale fibrosierende Alopezie und Graham-Little-Syndrom mit vernarbender Alopezie einher. LPP führt zur Entwicklung massiver lymphozytischer Entzündungszellinfiltrate um die betroffenen Follikel herum. Die Ursache und der Entwicklungsverlauf von LPP-Ausbrüchen sind unbekannt. Da die histologischen Merkmale denen von Lichen planus gleichen, sind ähnliche Reaktionsmechanismen jedoch wahrscheinlich [169]. Verschiedene Faktoren die auf eine Immunreaktion schließen lassen, wie z.b. der Krankheitsausbruch nach Kontakt mit Gold oder nach einer Impfung sowie die Tatsache, dass immunsuppressive Wirkstoffe eine positive Wirkung bei der Behandlung von LPP haben können, deuten darauf hin, dass die Symptome von LPP die Konsequenz einer Lymphozytenaktivierung sind [170].

1.2.5.2 *Diskoider Lupus erythematodes*

Diskoider Lupus erythematodes (DLE) ist eine Erkrankung, die sowohl die Epidermis als auch direkt den Haarfollikel betrifft und deshalb nicht klar den primären oder sekundären vernarbenden Alopezien zugeordnet werden kann. Histologisch grenzt sie sich durch eine erhöhte Expression der Komponenten der Lamina lucida, Lamina densa sowie der Ankerfibrillen von anderen Formen des Lupus erythematodes ab [171]. Klinisch zeigt sich die Erkrankung als fleckförmiger Haarausfall, der mit Pruritus, Brennen, Stechen oder Schmerzempfindlichkeit einher geht und primär in der Wirbel- (72-87%) oder Oberkopf- bzw. Temporalregion (52%) auftritt [172; 173]. Im Anfangsstadium der Erkrankung sind klar demarkierte erythematöse Papeln oder schuppige Plaque zu erkennen. Mit Fortschreiten der Erkrankung kommt es zum Ausfall der Haare im betroffenen Areal und zu einer Verdickung und Vergrößerung der Läsion. Im Spätstadium ist das Zentrum der Läsion eingefallen, depigmentiert und weist Teleangiektasien auf [164].

Da DLE durch die Exposition ultravioletter Strahlung ausgelöst werden kann, wird vermutet, dass es in Folge dieser Strahlung zur Apoptose von Keratinozyten und einer T-Zellen- oder Immunkomplex-vermittelten Reaktion kommt, die zu einer durch Entzündungszellen bedingten Alopezie führt [174]. Die These, dass DLE die Folge einer

Aktivierung des Immunsystems auf eine Antigen-Überreaktion ist, wird bestärkt durch die Beobachtung, dass DLE auch nach Hautabschürfungen auftreten kann [174; 175].

1.2.5.3 Alopecia mucinosa

Alopecia mucinosa oder auch follikuläre Muzinose ist durch erythematöse, schuppende Plaques mit follikulär gebundenen Papeln gekennzeichnet. Extreme Muzinoseablagerungen können zur irreversiblen Degeneration von Haarfollikeln und Talgdrüsen führen. Die Erkrankung wird vermutlich durch einen antigenischen Stimulus mit Ursprung im Haarfollikel ausgelöst, der zu einer primären durch Lymphozytenzellen verursachten follikulotropen Reaktion führt. Als auslösende Ursache werden verschiedene endogene und exogene Faktoren inklusiv einer *Staphylococcus aureus* Infektion vermutet, die jedoch nicht in allen Fällen nachgewiesen werden konnte [170]. In Folge der Entzündungsreaktion kommt es zu intrafollikulären Muzinoseablagerungen, die durch Akantholyse und Zytolyse zum Untergang des Haarfollikels führen [176].

1.2.5.4 Folliculitis decalvans

Folliculitis decalvans ist eine Erkrankung aus der Gruppe der neutrophilenbasierten vernarbenden Alopezien. Klinisch beginnt die Erkrankung mit stecknadelkopfgroßen, erythematösen, follikulär gruppierten Papeln oder Pusteln, einhergehend mit Juckreiz, Schmerzen und erhöhter Empfindlichkeit. Nachfolgend kommt es zur Ausbildung von hämorrhagischen Krusten mit einem Durchmesser von 2-5 mm und glänzenden, depigmentierten, leicht atrophischen und weitgehend haarfreien Arealen. Die einzelnen Läsionen können miteinander verschmelzen und so große haarfreie Regionen bilden [164].

Histologisch zeigen sich in den betroffenen Arealen in der Anfangsphase akneiforme Vergrößerungen des follikulären Infundibulums, begleitet von intra- und perifollikulären neutrophilen Infiltraten. In fortgeschrittenen Läsionen ist überwiegend nur der obere Teil des Follikels betroffen und es sind gemischte Infiltrate aus Neutrophilen, Lymphozyten und Plasmazellen aufzufinden [177].

Da *Staphylococcus aureus* gewöhnlich an den Primärläsionen der Folliculitis decalvans nachgewiesen werden kann, wird eine Prädisposition für *Staphylococcus aureus* Infektionen aufgrund von lokalen oder systemischen Immundefiziten als Ursache angenommen [178; 179]. Bei der Mehrzahl der Betroffenen konnte bisher jedoch keine Unregelmäßigkeit des Immunsystems nachgewiesen werden [170].

1.2.5.5 Acne keloidales

Eine primäre vernarbende Alopezie basierend auf verschiedenen Entzündungszellen ist die Acne keloidales (AK). Sie betrifft primär dunkelhäutige Männer unter 40 Jahren, kann aber auch bei Frauen und Nicht-Dunkelhäutigen auftreten [180]. Der Begriff Acne keloidales ist fehlleitend, da die Krankheit in keinem Zusammenhang mit Acne vulgaris steht und die Narben eher hypertroph als keloidal sind [164].

Klinisch zeigt sich AK anfangs durch Papeln und Pusteln unterschiedlicher Größe am Hinterkopf und im Nacken, die oftmals jucken und seltener schmerzhaft sind. Die einzelnen Papeln sind oftmals von einem Haar durchbohrt und in der Mitte leicht vertieft. In fortgeschrittenem Stadium kommt es zur Entstehung größerer Nodula und keloidartiger Plaque, die einhergehen können mit Abszessen, Follikulitis, Schmerzen und Geruchsbildung [164].

Dass AK nur in Arealen auftritt, in denen es durch Kleidung oder kurz rasierte Haare zu chronischen Traumata kommt, zeigt, dass eine mechanische Reizung ein wichtiger Faktor für die Entstehung ist. Gleichzeitig scheint die spezifische Form des Haares bzw. Haarfollikels bei den Betroffenen bedeutend zu sein, da überwiegend Menschen mit krausen Haaren betroffen sind. Weitere vermutete Faktoren sind Seborrhoe, Infektionen sowie eine Autoimmunstörung [170; 181]. Histopathologische Untersuchungen zeigen, dass es bei prädisponierten Personen durch eine progressive, lokal destruktive Follikulitis zu einem Zyklus akuter und granulomatöser Entzündungen mit Fibrose kommt, die zur Narbenbildung und transepithelialer Zerstörung des Haarfollikels führen [182; 183].

1.2.6 Sekundäre vernarbende und andere permanente Alopezien

Erkrankungen, die sich primär außerhalb der Haarfollikel manifestieren, deren Entwicklung jedoch zum Untergang des Follikels führt, werden als sekundäre vernarbende Alopezien bezeichnet [168]. Da nur einige Alopezien dieser Gruppe zu einer echten Vernarbung oder Fibrose führen, ist der Begriff ungenau, wird jedoch zur Verdeutlichung des Unterschieds zu den primären vernarbenden Alopezien konsensual genutzt [184].

Zur Kategorie der sekundären vernarbenden Alopezien gehören Genodermatosen und Entwicklungsstörungen mit irreversibler Alopezie, physikalische und chemische Verletzungen, infektionsbedingte Alopezien sowie Alopezien als Folge entzündlicher Dermatosen oder neoplastischer Verdrängung. Weitere Alopezien, die zu dieser Kategorie gezählt werden können, sind reversible Alopezien, die permanent werden, wenn sie über einen längeren Zeitraum bestehen. Zu diesen sogenannten transitionalen oder biphasischen Alopezien gehören z.b. chronische, langjährige Alopecia areata, androgenetische Alopezie, traktionsbedingte Alopezien oder auch die bisher nur unvollständig charakterisierte Alopecia senilis [184-186]. Die Pathogenese vieler den sekundären vernarbenden Alopezien zugrundeliegenden Erkrankungen genauso wie das Konzept der vernarbenden Alopezie selber ist noch nicht vollständig geklärt. Neben der Zerstörung der Stammzellen in der Bulgregion kann vermutlich auch eine chronische Störung des anagenen Haarfollikels oder der Talgdrüsenfunktion zu einer permanenten Alopezie führen [184].

Analog zum dem in dieser Studie verwendeten Fragebogen werden im Folgenden ausschließlich durch physikalische oder chemische Verletzungen erworbene Alopezien beschrieben.

1.2.6.1 *Mechanische und thermische Traumata*

Alopezien, die auf mechanische Traumata zurückzuführen sind, werden primär durch Verletzungen der Kopfschwarte z.B. durch Unfälle im Verkehr oder an Maschinen verursacht. Dabei kann es zur Epilation der Haare, zu Platz-, Schnitt- oder Risswunden sowie zur Skalpierung kommen. Seltener kann es durch starken intrauterinen Druck, protrahierte Wehen oder Hilfswerkzeug bei der Geburt zu Schädigungen kommen [187]. Auch langes, bewusstloses Liegen ohne Positionswechsel z.b. bei sehr langen Operationen (> 24 h) sowie durch Koma, Drogenkonsum, Vergiftung oder Suizidversuch kann zu druckinduzierter Alopezie führen. Diese ist in den meisten Fällen reversibel, kann jedoch auch permanent sein [184].

Erste Zeichen einer druckinduzierten Alopezie sind oftmals erhöhte Schmerzempfindlichkeit, Schwellung, Erythembildung und Exsudation im betroffenen Areal. Der Haarausfall setzt ein bis vier Wochen nach dem auslösenden Ereignis ein. Druckinduzierte Alopezie ist zurückzuführen auf eine Ischämie im betroffenen Areal, kann jedoch verstärkt werden durch Anämie, Hypoxämie sowie gefäßverengende Medikamente [184]. Pathologisch sind bei einer druckinduzierten Alopezie im Anfangsstadium vaskuläre Thrombosen, Entzündungen und dermale Zellschäden zu sehen. Nach irreversiblen Schäden kommt es zur Entwicklung dermaler Fibrose sowie zur Nekrose von Gefäßen, Binde- und Fettgewebe, einhergehend mit schaumartigen Makrophagen und Entzündungen [188].

Alopezien, die auf thermische Traumata zurückzuführen sind, werden unterschieden in Alopezien durch Verbrennung und Alopezien durch Erfrierung. Verbrennungsbedingte Alopezien können durch Flammeneinwirkung, Kontakt mit heißen Oberflächen oder Gasen, durch Strom oder Lichtbogenverletzungen, durch Strahlung sowie durch Verbrühen mit heißen Flüssigkeiten verursacht werden und betreffen besonders häufig Kinder [189]. Die Einstufung erfolgt entsprechend der beteiligten Hautschichten in vier Grade. Irreversiblen Veränderungen, die mit einer möglichen Alopezie einhergehen, können bei einer Beteiligung der tiefen Dermis bereits ab dem zweiten Grad auftreten.

Das Ausmaß der Schädigung ist hierbei abhängig von der Temperatur und der Einwirkzeit der thermischen Schädigung. Bereits Temperaturen von 60°C können innerhalb von Minuten zu schweren Verbrennungen führen und bei Zerstörung der Dermis am Capillitium zu irreversibler Alopezie führen [190]. Diese resultiert aus einer definitiven Proteindenaturierung, die zu einer definierten Koagulationsnekrose führt und sowohl mit einem Untergang der Proteine als auch einer Veränderung der Proteinstruktur einhergeht, die toxisch, antigen und immunmodulatorisch wirken [191].

Kältebedingte Alopezien werden ausgelöst durch Erfrierungen, die z.B. durch unangepasste Kleidung bei langanhaltend tiefen Temperaturen unterhalb des Gefrierpunktes oder als Nebenwirkung der Kryotherapie entstehen [184]. Analog zu Verbrennungen werden auch Erfrierungen in vier Grade eingeteilt. Mit kältebedingten Alopezien ist ab dem dritten Grad zu rechnen. Im Gewebe kommt es durch das Absinken der Temperatur zur Bildung extrazellulärer Eiskristalle und zur Schädigung von Zellmembranen. Bei Fortschreiten der Kälteeinwirkung kommt es zur intrazellulären Eisbildung, die zur Schädigung von Mitochondrien und endoplasmatischer Retikula und damit zum Untergang der Zelle führen [192].

Eine Sonderform des thermischen Traumas stellt die Kälteverbrennung dar, bei der der Kontakt mit extremer Kälte innerhalb von Sekunden Verletzungen hervorruft, die einer Verbrennung dritten Grades entsprechen. Auslösende Substanzen sind häufig Flüssiggase wie Trockeneis, flüssiges Propan oder flüssiger Stickstoff. Bei Kontakt mit Haut führen sie innerhalb von Sekunden zu einer Absenkung der Temperatur im Gewebe um bis zu 90°C. Durch schlagartige Vaporisation wird dabei ein Teil des Gewebswassers mitgerissen, was zur Zellschädigung, vaskulären Thrombose und schließlich Koagulationsnekrose führt [193].

1.2.6.2 Chemische Traumata

Säuren, Laugen und Metallsalze können in Abhängigkeit von ihrer Konzentration und der Dauer des Kontaktes zu irreversiblen Verletzungen der Haut führen und bei Verletzung des Capillitiums permanente Alopezien verursachen. Chemische Traumata am Capillitium sind durch die fehlerhafte Anwendung chemischer Verfahren zur Umfärbung oder Umformung der Haare nicht selten. Die zur Aufhellung eingesetzten Lösungen enthalten häufig Ammonium- oder Kaliumpersulfate in Konzentrationen von 25% bis 60%. Die Wasserstoffperoxid-Konzentration in der aufbereiteten Mixtur beträgt bis zu 10%. Produkte zur Wellung von Haaren enthalten Thioglykolsäure in einer Konzentration von 6 bis 11% und Produkte zur Glättung enthalten Thioglykolsäure in vergleichbarer Konzentration sowie häufig auch Natriumhydroxid zur Alkalisierung in einer Konzentration von 5 bis 10% [194].

Durch die chemischen Verletzungen kann es zur Nekrose durch Proteindenaturierung und zytotoxische Effekte kommen, die zur Zerstörung der Dermis und zum Untergang der Haarfollikel führen [195]. Das betroffene Areal kann je nach Art der Behandlung und Fehlerursache nur wenige cm² [195] oder auch große Teile des Capillitiums betreffen [196].

1.2.7 Trichotillomanie

Abweichend von Alopezien mit pathophysiologischer Ursache ist Trichotillomanie (TTM) eine psychische Störung, die sich als repetitives, unkontrolliertes Ausreißen von Haaren manifestiert. Die Erkrankung wird im diagnostischen und statistischen Handbuch psychischer Störungen als mentale Störung der Impulskontrolle (ICD-10-Code F63.3) beschrieben. Der Ausriss erfolgt einzeln oder seltener auch in Büscheln [197] überwiegend am Capillitium, häufig jedoch auch an Augenbrauen, Wimpern, Bart oder Schambehaarung [198]. Die dadurch verursachte Alopezie ist grundsätzlich reversibel, wenn das Ausreißen der Haare beendet wird. Durch die Extraktion kann es jedoch zu einer permanenten Beschädigung des Follikels, zu Veränderungen in der Struktur und dem Aussehen der nachwachsenden Haare oder zur Erythembildung an der Kopfhaut kommen [199]. Klinisch präsentiert sich Trichotillomanie als unscharf abgegrenztes Areal mit stark reduzierter Haardichte und überwiegend Haaren mit kurzer Länge. Das betroffene Areal ist oftmals kontralateral zur dominanten Hand der betroffenen Person. Häufige Begleiterscheinungen sind Exkoriationen an der Kopfhaut, Onychophagie und Trichophagie [200].

Die Gesamtlebenszeitprävalenz für Trichotillomanie liegt bei Einstufung nach den Kriterien der Amerikanischen Psychiatrischen Vereinigung (*American Psychiatric Association*) bei 0,6% für Frauen und Männer [197; 201]. Bei weniger restriktiver Klassifizierung sind in der Literatur Prävalenzen von 1% bis 13,3% bei jungen Erwachsenen angegeben [202; 203]. Trotz der Dominanz von Frauen mit Trichotillomanie in der dermatologischen Praxis [204] konnte eine höhere Prävalenz auch mit der weniger restriktiven Klassifizierung nur teilweise nachgewiesen werden [197]. Die Prävalenz bei Kindern ist unklar, wird allgemein aber höher geschätzt als bei Erwachsenen [201].

Stroud ermittelte bei Kindern, die aufgrund einer Alopezie dermatologisch untersucht wurden, eine Trichotillomanie-Rate von 10% [205]. Trüeb und Gieler geben eine sechs- bis siebenmal höhere Prävalenz bei Kindern als bei Erwachsenen an [200].

Trichotillomanie wird unterteilt in drei Subtypen. Die frühmanifeste Trichotillomanie tritt vor dem achten Lebensjahr auf und vergeht für gewöhnlich von alleine oder mit geringer Intervention [206]. Die automatische Trichotillomanie findet unbewusst statt, wenn die betroffene Person in Gedanken ist oder einer anderen Beschäftigung nachgeht. Der Subtyp der automatischen Trichotillomanie macht ca. 75% aller Fälle aus [207]. Demgegenüber steht die fokussierte Trichotillomanie, bei der das Ausreißen der Haare von den Betroffenen bewusst wahrgenommen wird. Diese Form stellt ein Zwangsverhalten dar, das mit intensivem Drängen, zunehmender Spannung und ständigem Denken an das Haarausreißen verbunden ist. Fokussierte Trichotillomanie setzt häufig mit der Pubertät ein und folgt in der Intensität deren Verlauf [208].

Da bei positiver Familienanamnese die Trichotillomanie-Rate mit 5% bis 8% deutlich erhöht ist, ist eine genetisch gesteigerte Anfälligkeit wahrscheinlich [209]. Eine Studie von Novak et al. an Zwillingspaaren zeigte, dass die Konkordanzrate für Trichotillomanie bei eineiigen Zwillingen 38% versus 0% bei zweieiigen Zwillingen beträgt [210] und bestätigt damit die Bedeutung der Vererbung.

Für die Bewertung der Schwere der Trichotillomanie stehen mit der *Massachusetts General Hospital Hairpulling Scale*, der *Psychiatric Institute Trichotillomania Scale* oder der *NIMH Trichotillomania Severity Scale* diverse Skalen zur Verfügung [201]. Ein Score zur klinischen Klassifizierung der durch Trichotillomanie verursachten Alopezie wurde von Diefenbach et al. entwickelt und getestet. Er erfasst die Alopezie in sieben Stufen von 1 für „kein Hinweis für das Ausreißen von Haaren" bis 7 für „mehrere große, kahle Stellen" [211].

Die Behandlung von Trichotillomanie zielt entsprechend der psychischen Ursache primär auf eine Änderung des Verhaltens ab. Eine isolierte oder zusätzliche Behandlung der Alopezie ist nicht nötig. Trotz unzureichender Evidenz zeichnet sich in der Literatur eine Überlegenheit der Verhaltenstherapie gegenüber der pharmakologischen Therapie ab [201]. Als besonders erfolgreich hat sich das sogenannte *Habit-Reversal-Training* von Azrin und Nunn herausgestellt, bei dem Verhaltensketten durch konkurrierende Verhaltensweisen, Aufbau von Veränderungsmotivation sowie Maßnahmen zur Generalisierung der Fortschritte auf den Alltag durchbrochen werden [212]. Als pharmakologische Therapie kommen trizyklische Antidepressiva, selektive Serotonin-Wiederaufnahme-Hemmer, Opioidantagonisten oder atypische Neuroleptika wie Olanzapin in Frage [201]. Die bisher vielversprechendsten Ergebnisse konnten mit dem Glutamat-Modulator N-Acetylcystein erzielt werden, der in der Verumgruppe bei 56% der Teilnehmer zu einer guten oder sehr guten Verbesserung der Trichotillomanie-Symptome führte versus 16% in der Placebo-Gruppe [213].

1.3 Lebensqualität

Nach einer Definition der Weltgesundheitsorganisation WHO von 1995 ist Lebensqualität (LQ) „[…] die subjektive Wahrnehmung einer Person über ihre Stellung im Leben in Relation zur Kultur und den Wertesystemen, in denen sie lebt und in Bezug auf ihre Ziele, Erwartungen, Maßstäbe und Anliegen. Es handelt sich um ein breites Konzept, das in komplexer Weise beeinflusst wird durch die körperliche Gesundheit einer Person, den psychischen Zustand, die sozialen Beziehungen, die persönlichen Überzeugungen und ihre Stellung zu den hervorstechenden Eigenschaften der Umwelt" [214]. Nach dieser Definition wird Lebensqualität als ein multidimensionales Konstrukt verstanden, das physische, psychische und soziale sowie ökologische Aspekte unter den Gesichtspunkten des subjektiv erlebten Wohlbefindens und der Funktionsfähigkeit zusammenfasst und dabei auch den kulturellen Hintergrund und Wertesysteme berücksichtigt [215]. Da zur Lebensqualität auch der Grad der Übereinstimmung zwischen erwünschter und tatsächlicher Lebenssituation zählt [216], ist sie stets subjektbezogen und nur für die jeweilige Person zutreffend [217].

Differenziert werden muss zwischen der allgemeinen und der gesundheitsbezogenen Lebensqualität, die wiederum unterteilt wird in generische, krankheitsübergreifende Lebensqualität, die Aspekte unabhängig von einer spezifischen Erkrankung erfasst, und krankheitsspezifische Lebensqualität, die auf Merkmale einer bestimmten Erkrankung fokussiert ist [216]. Auch die gesundheitsbezogene Lebensqualität ist ein mehrdimensionales Konstrukt, das sich zusammensetzt aus krankheitsbedingten körperlichen Beschwerden, der psychischen Verfassung im Sinne von emotionaler Befindlichkeit, allgemeinem Wohlbefinden und Lebenszufriedenheit, erkrankungsbedingten funktionalen Einschränkungen in alltäglichen Lebensbereichen sowie der Ausgestaltung zwischenmenschlicher Beziehungen und sozialer Interaktionen [218].

Die Erfassung der Lebensqualität ist seit den 1980er Jahren ein wichtiger Faktor zur Beurteilung von Therapieverläufen und zur Bewertung medizinischer Maßnahmen unter gesundheitsökonomischen Gesichtspunkten geworden. Gerade in der Dermatologie kann die Erfassung der Lebensqualität darüber hinaus das Verständnis der psychosozialen Belastungen Hautkranker erhöhen und Anhalt für notwendige psychotherapeutische Maßnahmen geben [216].

Da Lebensqualität ein subjektives, mehrdimensionales Konstrukt ist, das nicht direkt erfasst werden kann, ist eine Messung der Lebensqualität nur indirekt in Anlehnung an ein Modell möglich. In der Praxis geschieht dies im Allgemeinen über eine Selbstbeurteilung des Patienten. Es liegen jedoch auch Fremdratingskalen vor, die die Möglichkeit bieten, dass Behandelnde oder Angehörige z.B. bei jüngeren Kindern oder sehr schweren oder sehr fortgeschrittenen Krankheiten wie Demenz oder Schädel-Hirn-Trauma die Lebensqualität des Betroffenen einschätzen [215]. Als Instrumente für die Erfassung der Lebensqualität werden in der Regel standardisierte Fragebögen verwendet, die entweder einen Indexwert oder ein Profil über die verschiedenen Dimensionen der gesundheitsbezogenen Lebensqualität bilden. Indexwerte können insbesondere bei gesundheitsökonomischen Kosten-Nutzwert-Analysen sinnvoll sein, da aufgrund ihrer Eindimensionalität das Verhältnis der subjektiven Gesundheitsverbesserungen zu den Kosten einer Maßnahme verglichen werden kann. Fragebögen, die verschiedene Dimensionen darstellen, sind in der Auswertung und Interpretation komplexer und geben detaillierter Auskunft über einzelne Aspekte wie z.B. die körperliche Funktionsfähigkeit, die körperliche Rollenfunktion, den Schmerz, die allgemeine Gesundheitswahrnehmung, die Vitalität, die soziale Funktionsfähigkeit, die emotionale Rollenfunktion oder das psychische Wohlbefinden [215].

In wissenschaftlichen Studien verwendete Lebensqualitätsfragebögen sollten stets validiert sein. Dazu gehören die Überprüfung der internen Konsistenz, der Retest-

Reliabilität, der konvergenten und diskriminanten Validität sowie der Veränderungssensitivität. Des Weiteren sollte die Handhabbarkeit des Fragebogens überprüft sein, damit ein gutes Verständnis und eine hohe Akzeptanz beim Befragten sichergestellt sind. Zur Erhöhung der Reliabilität sollten Teilaspekte nicht durch einzelne, sondern stets durch mehrere Fragen (Items), abgedeckt sein, da dadurch der Einfluss von Ausreißern und Zufallsantworten deutlich eingeschränkt werden kann. Alle Fragen zu einem Teilaspekt bilden zusammen eine Skala, deren Wert aus dem arithmetischen Mittel oder der Summe der Einzelfragen berechnet wird.

1.3.1 Lebensqualität und Alopezie

Bedingt durch den starken Einfluss von Haaren auf die Identität und das Selbstbild kann bereits ein teilweiser Verlust das Selbstbewusstsein massiv beeinflussen. Neben einer Vielzahl psychischer Störungen, die in Verbindung mit Alopezien berichtet wurden [219-221], ist auch ein negativer Einfluss auf die Lebensqualität für verschiedene Formen des Haarverlustes nachgewiesen [222-224].

1.3.1.1 Lebensqualität und androgenetische Alopezie / Haarausfall mit weiblichem Muster

Die psychosozialen Einflüsse von androgenetischer Alopezie bzw. Haarausfall mit weiblichem Muster sind in mehreren Studien untersucht worden. Vorangetrieben wurde die Erforschung dieser Fragestellung primär von den Arbeitsgruppen um Cash und van der Donk in den 1990er Jahren. Weiterführende Arbeiten wurden unter anderem von den Arbeitsgruppen um Girman und Hirrso publiziert. Auch wenn nicht in allen Studien die Lebensqualität mit einem validierten Fragebogen erfasst wurde, liefern ihre Ergebnisse doch einen deutlichen Hinweis auf den massiven Einfluss auf die Lebensqualität, die von diesen weit verbreiteten Haarwachstumsstörungen ausgeht.

In einer kontrollierten Studie von Cash et al. zur psychosozialen Reaktion auf die Alopezie bei Frauen und Männern zeigte sich, dass Frauen mit Haarausfall mit weiblichem Muster im direkten Vergleich mit Männern mit androgenetischer Alopezie stärkere psychosoziale Beeinträchtigungen und eine höhere Abnahme positiver Lebensereignisse empfinden sowie einen erhöhten Bewältigungsaufwand haben. Die Frauen gaben doppelt so häufig wie die Männer an sehr oder extrem beunruhigt über ihren Haarausfall zu sein. Im Vergleich zur Kontrollgruppe zeigten die betroffenen Frauen größere Sozialangst, geringeres Selbstwertgefühl und psychosoziales Wohlbefinden sowie eine niedrige Lebenszufriedenheit [220].

In einer anderen Studie von Cash zu den psychologischen Effekten von androgenetischer Alopezie bei Männern zeigte sich, dass Haarausfall von diesen als mäßig stressvoll empfunden wird, jedoch zu Sorgen um Älterwerden und gesellschaftlichen Spott sowie einem Gefühl verminderter Attraktivität führt. Dies wird besonders von Männern empfunden, bei denen die Alopezie besonders ausgeprägt ist oder der Haarausfall bereits früh einsetzte [219].

Van der Donk et al. untersuchten an Männern mit androgenetischer Alopezie den Einfluss einer zwölfmonatigen Minoxidil-Behandlung auf die Psyche. Dabei fanden sie heraus, dass die Betroffenen im Vergleich zu Männern ohne Haarausfall vor der Behandlung signifikant abweichende Werte in den Skalen Sozialinadäquatheit, Rigidität, Dominanz und Selbstevaluation hatten. Bis auf die Skala Dominanz verbesserten sich diese Werte signifikant im Rahmen der Minoxidil-Therapie. Einzelne Items, die sich besonders stark verbesserten, waren „häufiges Denken an Kahlheit", „Vergleichen der eigenen Haare mit fremden" und „Gefühl verminderter Attraktivität" [225].

In einer weiteren Studie, aufbauend auf den gleichen Fragebögen, untersuchten van der Donk et al. den Einfluss von Haarausfall auf die Psyche bei Frauen [9]. Analog zur vorangegangenen Studie fand die Befragung vor und nach zwölfmonatiger Minoxidil-Behandlung statt. Bei der Studie kam heraus, dass Frauen mit Haarausfall mit weiblichem Muster sich vor der Behandlung in den Skalen ihrer Sozialinadäquatheit und Selbstständigkeit von der weiblichen Kontrollgruppe signifikant unterscheiden. Im Vergleich mit Männern mit Haarausfall waren bei Frauen die Items „Sorgen um Haarausfall" und „Schamgefühl" deutlich höher. Bei den Männern waren hingegen die Items „Vergleichen der eigenen Haare mit fremden", „häufiges Denken an Kahlheit", „Gefühl verminderter Attraktivität" und „erhöhtes Altersempfinden" erhöht. Van der Donk et al. interpretieren die Ergebnisse als Hinweis darauf, dass Frauen mit Haarausfall deutlich mehr psychosoziale Probleme haben als Männer und ihr Sozialleben von diesen Problemen deutlich stärker beeinflusst wird [9].

Die Frage, welche Probleme bei Frauen mit Haarausfall in verschiedenen Lebenssituationen auftreten und wie hoch die Prävalenz für psychosoziale Verhaltensstörungen durch Haarausfall mit weiblichem Muster ist, untersuchte die Arbeitsgruppe um van der Donk in einer qualitativen Studie [17]. Die Auswertung der Interviews zeigte, dass der Haarausfall die Lebensqualität der betroffenen Frauen massiv beeinflusste. Gestört waren insbesondere Selbstbewusstsein und Selbstvertrauen sowie das Attraktivitätsempfinden. Die betroffenen Frauen waren allgemein verunsichert und ließen negative Handlungen in ihren täglichen Aktivitäten erkennen. Jede zweite Frau empfand Einschränkungen in ihrem Sozialverhalten. Insgesamt kommen van der Donk et al. zu dem Schluss, dass die psychosozialen Probleme der betroffenen Frauen vergleichbar sind mit denen bei sichtbarer dermatologischen Erkrankungen wie Akne, Ekzemen oder Psoriasis [17].

Girman et al. untersuchten den Einfluss auf die gesundheitsbezogene Lebensqualität bei US-amerikanischen Frauen mit Haarausfall mit weiblichem Muster anhand der Bewertung 190 verschiedener Aussagen. Dabei zeigte sich, dass insbesondere Einschränkungen beim Haarstyling die Lebensqualität beeinflussen. Die größte Bedeutung wurde den Aussagen „Der Haarausfall beeinflusst die Art, wie ich meine Haare style" und „Es frustriert mich, dass ich meine Haare nicht so stylen kann, wie ich möchte" beigemessen. Des Weiteren konnten Girman et al. negative Effekte auf die Zufriedenheit mit dem eigenen Aussehen ausmachen sowie Sorgen um das Fortschreiten der Alopezie und das Bemerken des Haarausfalls durch andere [226].

Die Arbeitsgruppe um Hirrso fand in ihrer Studie zum Einfluss von Haarausfall mit weiblichem Muster bei finnischen Frauen heraus, dass die Frauen mit Alopezie ihren Gesundheitszustand signifikant schlechter einschätzen als Frauen ohne Haarausfall. Sie fühlten sich körperlich weniger funktionsfähig, allgemein weniger gesund und dadurch in ihrer Rolle eingeschränkt. Abweichend von anderen Studien konnten die Autoren jedoch keinen psychosozialen Einfluss durch Haarausfall feststellen [222].

Zusammenfassend sprechen die Studienergebnisse dafür, dass Haarausfall mit weiblichem Muster bei Frauen zu massiven psychosozialen Problemen führen kann, die primär das Selbstbewusstsein/-vertrauen sowie das eigene Attraktivitäts- und Gesundheitsempfinden betreffen. Betroffene Frauen sind allgemein unsicherer, sorgen sich um das Fortschreiten der Alopezie und sind in ihrem sozialen Verhalten beeinträchtigt. Sowohl die psychosozialen Einschränkungen als auch der Bewältigungsaufwand sind höher als bei Männern. Auch Männer sind durch androgenetische Alopezie in ihrer Lebensqualität beeinflusst. Der empfundene Stresslevel ist dabei jedoch geringer als bei Frauen. Die Alopezie führt bei ihnen primär zu einem Gefühl verminderter Attraktivität und zur Sorge ums Älterwerden. Zwar fürchten auch Männer mit Alopecia androgenetica von anderen verspottet zu werden, ein direkter Einfluss auf ihr Sozialverhalten ist jedoch nicht belegt. Betroffene Männer betreiben eine erhöhte Selbstevaluation, versuchen jedoch weniger stark als Frauen ihren Haarausfall vor anderen zu verstecken.

1.3.1.2 *Lebensqualität und diffuser Haarausfall*

Diffuser Haarausfall stellt die häufigste Form von Haarausfall in der dermatologischen Praxis dar und gerade Patientinnen mit diffusem Haarausfall werden in der wissenschaftlichen Literatur wiederholt als „anstrengend und irritierend" beschrieben [15; 16]. Offenbar geht diese Form des Haarausfalls bei den Betroffenen mit einer starken emotionalen Belastung einher, die disproportional zum klinischen Bild ist. Trotz der hohen Prävalenz des Symptoms und des zumindest narrativ belegten Leidensdrucks stehen objektive Studien zum Einfluss von diffusem Haarausfall auf die Psyche und Lebensqualität noch aus.

1.3.1.3 *Lebensqualität und Alopecia areata*

Psychosoziale Studien zur Alopecia areata konzentrierten sich über mehrere Jahrzehnte auf die noch heute kontrovers diskutierte Fragestellung, ob es sich bei Alopecia areata um eine psychosomale Krankheit handelt, die durch Stress oder negative Ereignisse ausgelöst oder gefördert werden kann [227]. Erst in den letzten Jahren wurden mehrere Studien durchgeführt, die den psychosozialen Einfluss von Alopecia areata auf die Lebensqualität systematisch untersuchten [223; 228-230].

Güleç et al. befragten in einer kontrollierten Studie Patienten mittels verschiedener Fragebögen zu ihrer gesundheitsbezogenen Lebensqualität sowie zu Depression und Ängsten. Bei der Auswertung zeigte sich, dass Depressionen und Ängste in der Alopeciaareata-Gruppe nicht erhöht sind. Die mentale Gesundheit hingegen, die psychologische Probleme, Zorn, Traurigkeit oder Glück umfasst, war bei den Alopecia-areata-Patienten signifikant niedriger als in der Kontrollgruppe. Die soziale Funktion, die Einschränkungen der sozialen Aktivität aufgrund physischer oder psychischer Probleme erfasst, war entgegen den Erwartungen in der Kontrollgruppe signifikant reduziert. Die Autoren führen dies auf ein ungünstig gewähltes Kontrollkollektiv zurück, das aus Angestellten eines Krankenhauses bestand, deren Freizeit berufsbedingt stark eingeschränkt sein kann [230].

Um diese Faktoren auszuschließen und mögliche kulturelle Unterschiede zu identifizieren, wiederholte eine Arbeitsgruppe um Dubois die Befragung zur Lebensqualität in Frankreich [223]. Dabei konnten sie nachweisen, dass insbesondere durch Emotionen dominierte Faktoren wie Selbstwahrnehmung, mentale Gesundheit oder soziale Funktion bei Alopecia-areata-Patienten negativ beeinträchtigt sind und sich signifikant von Gesunden unterscheiden. Der Einfluss auf das Sozialleben ist dabei ähnlich groß wie bei Psoriasis, atopischer Dermatitis oder chronisch idiopathischer Urtikaria. Die mentale Gesundheit ist vergleichbar stark gestört wie bei Akne inversa. Soziodemographische Parameter sowie die Ausprägung der Alopecia areata haben nur geringe zusätzliche Auswirkungen auf die Lebensqualität [223].

In einer qualitativen Studie untersuchten Welsh und Guy mittels biographischer Interviews den Einfluss von Alopecia areata und konnten deutliche Unterschiede zwischen Frauen und Männern feststellen. Die Frauen hatten nicht nur einen deutlich erhöhten Leidensdruck, sondern auch eine abweichende Bewältigungsstrategie, die sich unter anderem darin äußerte, dass alle interviewten Frauen ihren Haarausfall mit Haarteilen, Perücken oder Kopfbedeckungen kaschierten. Alle befragten Männer hingegen rasierten sich die verbliebenen Haare ab. Des Weiteren zeigten ihre Untersuchungen, dass der Einfluss auf das Leben der Betroffen und ihre Bewältigungsstrategien sich bei Ausbruch der Erkrankung und nach einer dauerhaften Manifestation deutlich unterscheiden. Dominiert anfangs noch die Sorge um das ungewisse Voranschreiten und die Prognose der

Alopezie, kommt es mit der Zeit zu einem Arrangement mit der Krankheit und dem eigenen Aussehen [229].

Tucker kommt in ihrer Übersichtsarbeit zu dem Schluss, dass Alopecia areata für die Betroffenen mit psychologischen Implikationen einhergeht, die zu persönlichen und sozialen Beeinträchtigungen führen [228]. Wie diese Beeinträchtigungen ausfallen, ist dabei primär abhängig von der Schwere der Ausprägung und dem Geschlecht [18; 231]. Während bei Männern primär Selbstbewusstsein und Selbstbild gestört sind, kommen bei Frauen darüber hinaus noch Probleme in der Partnerschaft und im Beruf hinzu [18; 232]. Allgemein sprechen neuere Studien dafür, dass die psychischen Belastungen von Alopecia areata für Frauen höher sind [18; 228].

1.3.1.4 *Lebensqualität und vernarbenden Alopezien*

Der Einfluss vernarbender Alopezien auf die Lebensqualität ist bisher nicht ausreichend untersucht. Trotz der bekannten Bedeutung von Haaren für das Selbstbild und der fatalen Auswirkungen vernarbender Alopezien auf das Haarbild ist bisher nur eine Studie zu diesem Thema veröffentlicht worden. Ferraz et al. untersuchten darin den Einfluss von Lupus erythematodes auf die Lebensqualität und bildeten Subgruppen für Patienten mit und ohne Alopezie [224]. Dabei stellten sie fest, dass die bei diesem Krankheitsbild bereits niedrige Lebensqualität durch den Haarausfall noch einmal massiv beeinflusst wird. Der LQ-Wert war in der Alopezie-Gruppe um signifikante 41% niedriger als in der Gruppe ohne Alopezie.

1.3.1.5 *Lebensqualität und Trichotillomanie*

Der Einfluss von Trichotillomanie auf verschiedene psychische und psychosoziale Aspekte sowie die Lebensqualität ist mehrfach untersucht worden. Dabei wurden ein verringertes Selbstbewusstsein und erhöhte selbstreferenzielle Emotionen wie Schuld, Scham oder Frustration festgestellt [211; 233; 234]. Durch die Vermeidung bestimmter Freizeitaktivitäten, vermehrte Streitigkeiten, verringerte sexuelle Intimität und die Verheimlichung der Krankheit vor Freunden und Verwandten kann es des Weiteren zu psychosozialen Störungen kommen [211; 234].

Der Einfluss von Trichotillomanie auf die Lebensqualität wurde von Diefenbach et al. in einer kontrollierten Studie untersucht [211]. Als Kontrollgruppe diente neben einer Gruppe psychisch gesunder Personen auch eine Gruppe mit Patienten, die unter Angststörungen litten. Die Auswertung der Studienergebnisse ergab, dass die Lebensqualität und das Selbstbewusstsein der Trichotillomanie-Patienten deutlich niedriger waren als in der gesunden Kontrollgruppe und weitgehend denen der Kontrollgruppe mit Angststörungen entsprachen. Darüber hinaus konnten die Untersucher in der Trichotillomanie-Gruppe eine reduzierte Lebenszufriedenheit, jedoch keine Depression feststellen. Eine Korrelation zwischen der Ausprägung der Alopezie und dem Einfluss auf die Lebensqualität konnte nicht ermittelt werden [211].

2 Material und Methoden

Um repräsentative Daten zum Einfluss verschiedener Formen von Haarausfall auf das körperliche, psychische und soziale Befinden zu gewinnen, wurde eine Umfrage entwickelt, in der neben der Ausprägung der Alopezie, dem Alter und dem Geschlecht der Betroffenen die Lebensqualität von Haarpatienten erfasst werden konnte. Um eine möglichst hohe Repräsentativität durch viele Teilnehmer zu erreichen, wurde die Umfrage als ausschließliche Onlinebefragung konzipiert. Dadurch war nicht nur eine größere Anzahl Betroffener zu erreichen, sondern durch entsprechende Filter- und Kategorisierungsvariablen auch eine zielgerichtete Befragung möglich. Für die Realisierung der Umfrage wurde die Software Unipark (Globalpark AG, Köln-Hürth) in der Version 6.0 eingesetzt. Ein während der Studie implementiertes Update auf die Version 7.0 hatte keinen Einfluss auf die Studie.

2.1 Aufbau des Fragebogens

Die Umfrage gliederte sich in die Einleitung, einen kurzen demografischen Teil zur Erfassung von Alter und Geschlecht, einen Teil zur Erfassung von Form und Ausprägung der Alopezie sowie einen Teil zu Erfassung der Lebensqualität. Die einleitende Seite des Fragebogens informierte die Teilnehmer über den wissenschaftlichen Hintergrund und die Verantwortlichen der Umfrage, die Anonymität und Vertraulichkeit der Daten sowie das Einschlusskriterium und den Umfang der Befragung. Auf einer zweiten Seite wurde anschließend das Erfüllen des Einschlusskriteriums über eine Pflichtfrage gesichert, bevor auf der dritten Seite das Alter und das Geschlecht der teilnehmenden Person erfragt wurden. Der zweite Teil der Umfrage wurde eingeleitet durch kurze, aber möglichst anschauliche Beschreibungen der in dem Fragebogen zur Auswahl stehen Formen von Haarausfall und Haarlosigkeit: Alopecia androgenetica/Haarausfall mit weiblichem Muster, Telogeneffluvium, Alopecia areata, vernarbende Alopezien, traumatisch bedingte Alopezie, Trichotillomanie sowie altersbedingter Haarausfall. Im Anschluss bestand die Möglichkeit, eine dieser Form zu wählen bzw. eine weitere Form einzugeben und zu wählen. Zusätzlich konnten die Teilnehmer keine dieser Optionen zu wählen und die Form des Haarausfalls offen zu lassen.

Je nach gewählter Option verzweigte sich der Fragebogen in verschiedene Unterstränge, die jeweils passende Auswahloptionen für die bereits angegebenen Daten lieferten. Ziel aller Unterstränge war die Erfassung der Alopezieausprägung. Diese erfolgte für die androgenetische Alopezie anhand der Skala von Hamilton-Norwood [49] bzw. für Haarausfall mit weiblichem Muster anhand der Skala von Ludwig [102], für das Telogeneffluvium und den altersbedingten Haarausfall in sechs prozentualen Kategorien und für alle anderen Alopezien durch fünf beschreibende Kategorien. Für Alopecia areata und Trichotillomanie wurde zusätzlich erfragt, ob weitere Lokalisationen betroffen sind. Wurde von einer teilnehmenden Person die Option gewählt, eine nichtgenannte Alopezieform anzugeben, folgten darauf eine Abfrage ob diese diffus oder umschrieben ist und anschließend die entsprechende Erfassung in prozentualen oder beschreibenden Kategorien. Wurde die Angabe der Alopezieform offen gelassen, schloss sich über verschiedene Kategorisierungsfragen sowie Fragen zur Anamnese eine Zuordnung zu einer der untersuchten Formen von Haarausfall oder Haarlosigkeit an.

Im dritten Teil der Umfrage erfolgte die Erfassung der gesundheitsbezogenen Lebensqualität. Diese wurde anhand von 48 Fragen erfasst, die für alle Alopezieformen gleich waren und dem Hairdex [19] entsprachen. Abgeschlossen wurde der Fragenbogen durch ein freies Eingabefeld zur anonymen Kommentarabgabe sowie ein Dankeswort und die Bitte um Weiterleitung der Umfrage an andere Betroffene.

2.2 Hairdex

Der Hairdex ist ein von Schmidt et al. an der Universität Jena entwickelter Fragebogen zur Erfassung der gesundheitsbezogenen Lebensqualität bei Patienten mit Haarerkrankungen. Der Fragebogen ist eine Weiterentwicklung des von Chren et al. entwickelten Skindex [235], der der Erfassung der Lebensqualität bei Hautkrankheiten dient. Für die Weiterentwicklung wurde der Skindex ins Deutsche übersetzt und die Fragen, die sich auf den Zustand der Haut bzw. deren Erkrankung bezogen, auf die Haare bzw. die Kopfhaut umformuliert. Des Weiteren wurden Fragen, die eine weitgefasste, auf Allgemeindermatosen bezogene Formulierung besaßen, auf detaillierte Symptome, die bei Haarpatienten auftreten, abgeändert und die zusätzlichen Skalen *Stigmatisierung* und

Selbstvertrauen eingeführt. Der Hairdex-Fragebogen ist validiert und die Daten sind mit dem *Nottingham Health Profile* [236] sowie dem *Dermatologic-Life-Quality-Index* [237] korrelierbar.

Alle Fragen des Hairdex haben ein fünfstufiges Antwortformat von *nie, selten, manchmal, oft* bis *immer* und lassen sich verschiedenen Skalen zuordnen. Diese Skalen umschreiben verschiedene Dimensionen des psychischen und physischen Erlebens und bilden zusammen die Lebensqualität des Betroffenen ab. Analog zum Skindex erfasst der Hairdex die Skalen *Funktionen, Emotionen* und *Symptome* sowie darüber hinaus die Skalen *Selbstvertrauen* und *Stigmatisierung*.

Die Skala *Funktionen* beschreibt die Beeinflussung der Funktion der alltäglichen privaten und öffentlichen Lebenssituation und wird erfasst durch Fragen wie „Der Zustand meiner Haare behindert mich bei meiner Arbeit oder meinen Freizeitaktivitäten". Durch Fragen wie „Ich mache mir Sorgen, dass der Zustand meiner Haare sehr ernsthaft ist" oder „Ich fühle mich durch den Zustand meiner Haare gedemütigt" werden mit der Skala *Emotionen* durch die Haarprobleme bedingte Gefühle wie Frustration, Ärger oder Depressivität erfasst. Die Skala *Symptome* erfasst die von den Betroffenen subjektiv wahrgenommen Symptome wie juckende oder schmerzende Kopfhaut oder empfindliche Haare. Störungen des Selbstvertrauens werden durch Items wie „Ich bin trotz des Zustands meiner Haare zufrieden mit mir" oder „Ich schäme mich wegen meiner Haare" in der Skala *Selbstvertrauen* erfasst. Die Skala *Stigmatisierung* erfasst Einflüsse auf das soziale Leben durch erlebte Stigmatisierung oder Angst vor der Ablehnung durch andere, die zurückzuführen sind auf den Haarausfall.

2.3 Pretest und Zwischenauswertungen

Vor der Freigabe der Onlineumfrage wurde diese an einem geschlossenen Kollektiv von 30 Personen getestet. Der Feasability-Test zeigte eine hohe Verständlichkeit und Erfassungsgenauigkeit der Umfrage und führte lediglich zu Optimierungen in der Fragebogen-Ergonomie.

Die Umfrage wurde im Mai 2009 mit einer geplanten Laufzeit von sechs Monaten freigegeben und anschließend nicht mehr verändert. Um möglichst viele von Haarausfall

Betroffene zu erreichen, wurden Kliniken mit Haarsprechstunden, niedergelassene Ärzte mit dem Schwerpunkt Haarausfall, Informationsseiten und Onlineforen zum Thema, Zweithaarhändler sowie Selbsthilfegruppen für von Haarausfall Betroffene oder Patienten mit Erkrankungen, die mit Haarausfall einher gehen können, kontaktiert und um eine Kooperation gebeten.

Eine Zwischenauswertung vier Wochen vor Ablauf der geplanten Laufzeit ergab mit 1267 auswertbaren Fällen bereits eine Teilnehmerzahl oberhalb der angestrebten Mindestzahl. Eine Analyse der einzelnen Subgruppen zeigte jedoch, dass die Gruppen „Trichotillomanie", „vernarbender Haarausfall" und „altersbedingter Haarausfall" stark unterrepräsentiert waren und die Zahl der Fälle nicht für eine vergleichende Auswertung ausreichte. Die Laufzeit der Umfrage wurde deshalb um weitere sechs Monate verlängert und Selbsthilfegruppe für Patienten mit Trichotillomanie oder Erkrankungen, die mit vernarbendem Haarausfall einher gehen können, gezielt angeschrieben und um Unterstützung gebeten. Die zweite Zwischenauswertung vier Wochen vor Ablauf der verlängerten Laufzeit ergab über 2000 auswertbare Fälle und eine ausreichende Fallzahl in allen Subgruppen, mit Ausnahme der Gruppe „altersbedingter Haarausfall". Die Umfrage wurde damit wie geplant nach zwölfmonatiger Laufzeit im Mai 2010 geschlossen.

2.4 Patientenkollektiv

Die Bruttoteilnehmerzahl betrug am Ende der Umfrage 3569 Fälle. Nach der Filterung von Testfällen, Fällen, die nicht das Einschlusskriterium erfüllten, Fällen mit unvollständigen Datensätzen sowie Fällen außerhalb der Zielgruppe (< 12 Jahre) betrug die Nettoteilnehmerzahl 2199 Fälle. Von den 90 Fällen, die die Option „anderer Haarausfall" gewählt hatten, ließen sich 88 einer der sechs definierten Subgruppen zuordnen. Die zwei Fälle, bei denen keine Zuordnung möglich war, wurden von der Auswertung ausgeschlossen. Die 201 Fälle, bei denen die Form des Haarausfalls offen gelassen wurde und stattdessen eine zielgeführte Abfrage der Symptome und der Anamnese durchgeführt wurde, wurden ausgewertet und den verschiedenen Subgruppen zugeordnet.

Von den 2199 gültigen Fällen konnten 692 Fälle (31,5%) der Gruppe „Alopecia androgenetica", 684 Fälle (31,1%) der Gruppe „Telogeneffluvium", 633 Fälle (28,8%) der Gruppe „Alopecia areata", 86 Fälle (3,9%) der Gruppe „traumatisch Haarlosigkeit", 51 Fälle (2,3%) der Gruppen „Trichotillomanie", 39 Fälle (1,8%) der Gruppe „vernarbender Haarausfall" und 14 Fälle (0,6%) der Gruppe „altersbedingter Haarausfall" zugeordnet werden (Tab. 2).

Tab. 2: Anzahl und Verteilung der auswertbaren Fälle

Alopezieform	Anzahl der Fälle	Verteilung in Prozent
Alopecia androgenetica	692	31,5%
Telogeneffluvium	684	31,1%
Alopecia areata	633	28,8%
Traumatisch bedingte Alopezie	86	3,9%
Trichotillomanie	51	2,3%
Vernarbender Haarausfall	39	1,8%
altersbedingter Haarausfall	14	0,6%

2.5 Statistik

Die mit der Unipark-Software erhobenen Daten wurden als digitaler Datensatz gespeichert und mit dem Programm PASW Statistics (SPSS Inc., Chicago/USA) in der Version 18.0.2 aufbereitet sowie deskriptiv und induktiv statistisch ausgewertet. Im Rahmen der Datenaufbereitung wurden alle nicht-relevanten Variablen aus dem Datensatz entfernt und die Daten auf Vollständigkeit überprüft (siehe Kapitel 2.4). Unvollständige, nicht plausible oder nicht verortbare Daten sowie Daten, die nicht die Einschlusskriterien erfüllten, wurden herausgefiltert (Tab. 3).

Tab. 3: Übersicht der ausgewerteten/gefilterten Fälle.

Datenaufbereitungsschritte	Anzahl der Fälle
Teilnehmerzahl gesamt	3569
Fälle außerhalb der Zielgruppe (kein Haarausfall)	590
Unvollständige Angaben zur Lebensqualität	450
Unvollständige Angaben zu Haarausfall / Demografie	271
Fälle außerhalb der Zielgruppe (Alter < 12 Jahre)	39
Testfälle	14
Nicht zuordenbare Fälle	6
Auswertbare Fälle	2199
Von der Auswertung ausgeschlossen (Altersbedingter Haarausfall)	14

Für eine bessere Vergleichbarkeit der Daten wurde für die verschiedenen Untergruppen eine einheitliche Ausprägungsvariable berechnet. Dafür wurden die erweiterten Klassifizierungen nach Hamilton-Norwood bzw. Ludwig anhand ihrer Korrelationen auf neun bzw. sieben Ausprägungsstufen zusammengefasst und faktorisiert. Durch Rundung auf ganze Zahlen konnten die Ausprägungsstufen so weiter reduziert und der fünfstufigen Skala der anderen Untergruppen angepasst werden. Das gleiche Vorgehen wurde auch für die ursprünglich sechsstufige Skala der Untergruppe „diffuser Haarausfall" gewählt. Die Daten des Hairdex-Abschnittes wurden analog zum zugrundeliegenden Skindex [235] auf eine lineare Skala bis 100 transformiert und negative Antworten reversiert, sodass ein hoher Wert stets einer hohen Belastung der Lebensqualität entspricht.

Für alle erhobenen und berechneten Variablen wurden Mittelwert, Minimum, Maximum, Varianz, Standardabweichung und Standardfehler berechnet und dokumentiert. Die Normalverteilung der Altersvariable wurde mittels Kolmogorov-Smirnov-Test überprüft. Die Überprüfung auf signifikante Unterschiede zwischen Variablen bzw. Gruppen erfolgte mittels Kruskal-Wallis-H-Test und bei direkten Vergleichen von zwei Variablen bzw. Gruppen mittels Mann-Whitney-U-Test. Da beide Tests parameterfrei sind und auf Rangplatzsummen basieren, sind sie besonders robust und auch zur Analyse nicht-normalverteilter, intervallskalierter Daten mit heterogenen Fallzahlgruppen geeignet. Entsprechend dem aktuellen wissenschaftlichen Standard wurde das Signifikanzniveau auf α = 0,05 festgelegt. Für die Überprüfung auf Beziehungen zwischen Variablen wurde der Rangkorrelationskoeffizient nach Spearman berechnet. Der Wertebereich für den berechneten Korrelationskoeffizienten reicht von –1 (perfekter negativer Zusammenhang) bis +1 (perfekter positiver Zusammenhang). Ein Wert von 0 bedeutet, dass kein linearer Zusammenhang besteht. Entsprechend der aktuellen Konvention bei psychologischen Fragebögen werden für diese Arbeit Korrelationskoeffizienten ab 0,1 als niedrig, ab 0,3 als mittelhoch und ab 0,5 als hoch interpretiert [238]. Für die Gültigkeit der Annahme eines statistischen Zusammenhangs muss der ermittelte Korrelationskoeffizient zusätzlich bei einem Signifikanzniveau von α = 0,05 signifikant von 0 abweichen.

Entsprechend den formulierten Fragestellungen erfolgte die Analyse des Einflusses von Haarausfall auf die Lebensqualität in mehreren Schritten. Neben dem direkten Vergleich der verschiedenen Alopezieformen anhand des mittleren Gesamtlebensqualität-Wertes (mGLQ) und der einzelnen Lebensqualitätsskalen erfolgte für jede Alopezieform getrennt die Untersuchung auf einen möglichen Einfluss durch das Geschlecht, die Stärke der Ausprägung sowie das Alter. Um statistische Verzerrungen auszuschließen, erfolgten die konsekutiven Analysen nur bei ausreichender Gruppenstärke (n > 20). Da die im Fragebogen definierte Kategorie „Altersbedingte Alopezie" eine nur sehr geringe Fallzahl aufwies (n = 14), wurde sie a priori von der Auswertung ausgeschlossen.

3 Ergebnisse

An der Umfrage nahmen 2185 Personen (nur auswertbare Fälle) im Alter von zwölf bis 79 Jahren teil. Das Durchschnittsalter beträgt 37,6 (SD ± 12,5) Jahre. Der Anteil weiblicher Teilnehmer ist mit 72,4% (n = 1591) deutlich höher als der der männlichen Teilnehmer (27,6%, n = 608). Auch im Alter unterscheiden sich die Gruppen. Das Durchschnittsalter der weiblichen Teilnehmer beträgt 39,8 (SD ± 12,5) Jahre versus 31,8 (SD ± 10,7) Jahre bei den männlichen. Die Altersstruktur beider Gruppen folgt statistisch nicht der Normalverteilung (p < 0,05), ist jedoch für die weiblichen Teilnehmer weitgehend symmetrisch. Die Altersstruktur der männlichen Teilnehmer ist linksschief mit einer Dominanz der Altersgruppe 20-29 Jahre (Abb. 3).

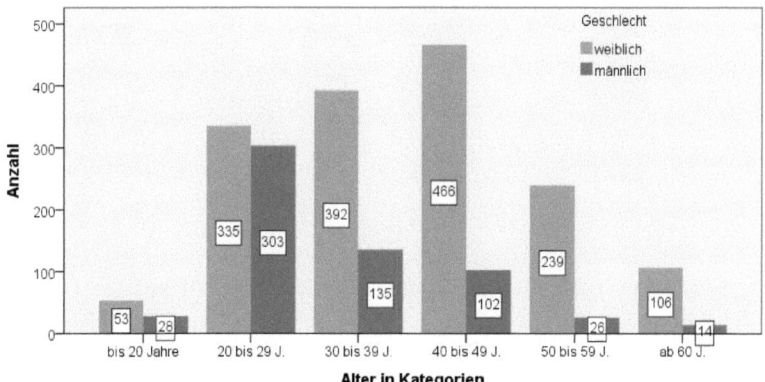

Abb. 3: Altersverteilung in Kategorien

Auch in der Verteilung der Alopezieform unterscheiden sich die Geschlechter deutlich. Bei den Männern dominiert mit 70,7% stark die androgenetische Alopezie, gefolgt von Alopecia areata (21,5%) und diffusen Alopezien (5,9%). Alle anderen Alopezieformen sind mit < 1% unterrepräsentiert. Die Verteilung der Alopezieformen ist bei den weiblichen Teilnehmern gleichmäßiger. Mit 40,7% stellen die diffusen Alopezien die größte Gruppe, gefolgt von Alopecia areata mit 31,6% und Haarausfall mit weiblichem Muster mit 16,5%. Im Gegensatz zu den männlichen Teilnehmern sind bei den Frauen auch die selteneren Alopezieformen wie traumatisch bedingte Alopezie (5,2%), Trichotillomanie (3%) oder vernarbender Haarausfall (2,3%) in Fallzahlen n > 30 vertreten (Abb. 4).

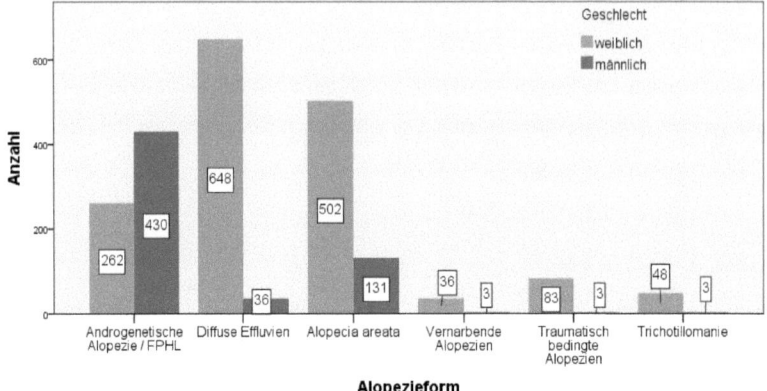

Abb. 4: Verteilung der Alopezieformen getrennt nach Geschlecht

3.1 Einfluss verschiedener Formen von Haarausfall auf die Lebensqualität

Die Auswertung der Umfrageergebnisse zeigt, dass sich die mittleren Gesamtlebensqualitäts-Werte (mGLQ) bei den verschiedenen Formen von Haarausfall teilweise stark unterscheiden. Der höchste mGLQ-Wert wurde mit 48,4 ($\pm$ 2,83) für VA berechnet, gefolgt von 47,3 ($\pm$ 2,28) für TTM, 44,9 ($\pm$ 0,69) für AGA/FPHL, 43,2 ($\pm$ 0,67) für TE, 40 ($\pm$ 0,71) für AA und 36,3 ($\pm$ 1,94) für TA (Abb. 5). Die mGLQ-Werte der Untergruppen AA und TA sind signifikant niedriger als die der Untergruppen AGA/FPHL, TE und TTM bzw. VA ($p < 0,05$). Es besteht jedoch kein weiterer signifikanter Unterschied zwischen diesen beiden und den restlichen Gruppen. Mit einem Wert von $p = 0,051$ ist die Differenz zwischen den Untergruppen AGA/FPHL und TE sehr dicht am vorab definierten Signifikanzniveau von 5% (Tab. 4).

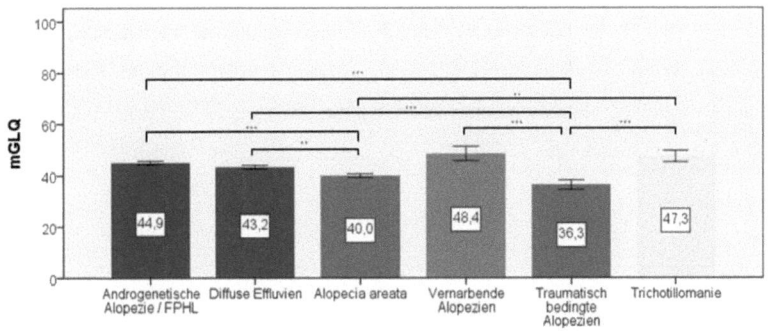

Abb. 5: mGLQ-Wert der verschiedenen Alopezieformen (MV, SE)

Tab. 4: Signifikanzwerte der Vergleiche der mGLQ-Werte aller Alopezieformen

	AGA/FPHL	TE	AA	VA	TA
TE	p = 0,051				
AA	p < 0,001	p = 0,002			
VA	p = 0,372	p = 0,095	p = 0,08		
TA	p < 0,001	p = 0,001	p = 0,074	p = 0,001	
TTM	p = 0,396	p = 0,096	p = 0,005	p = 0,842	p = 0,001

3.1.1 Einfluss verschiedener Formen von Haarausfall auf die Lebensqualitätsskala *Symptome*

Die isolierte Untersuchung der Lebensqualitätsskala *Symptome*, die von den Betroffenen subjektiv wahrgenommene Symptome erfasst, zeigt, dass sich die mittleren Werte bei den verschiedenen Formen von Haarausfall teilweise stark unterscheiden. Der höchste

Symptome-Wert wurde mit 38,62 (± 3,51) für VA berechnet, gefolgt von 32,23 (± 0,71) für TE, 31,5 (± 2,86) für TTM, 28,97 (± 0,76) für AGA/FPHL, 22,86 (± 1,99) für TA und 21,63 (± 0,71) für AA (Abb. 6). Bis auf wenige Ausnahmen unterscheiden sich die *Symptome*-Werte zwischen allen Gruppen signifikant (p < 0,05) (Tab. 5). Kein signifikanter Unterschied besteht zwischen den Gruppen AGA vs. TTM, TE vs. VA, TE. vs. TTM, AA vs. TA und VA vs. TTM.

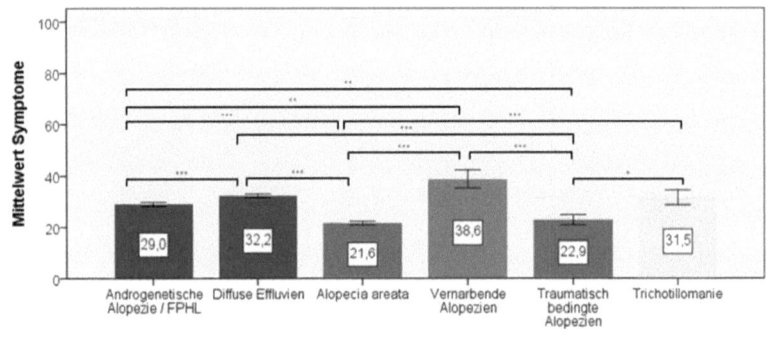

Abb. 6: Mittelwerte der Skala *Symptome* für die verschiedenen Alopezieformen im Vergleich (MV, SE)

Tab. 5: Signifikanzwerte der Vergleiche der *Symptome*-Skala-Werte aller Alopezieformen

	AGA/FPHL	TE	AA	VA	TA
TE	p < 0,001				
AA	p < 0,001	p < 0,001			
VA	p = 0,006	p = 0,075	p < 0,001		
TA	p = 0,008	p < 0,001	p = 0,592	p < 0,001	
TTM	p = 0,399	p = 0,642	p = 0,001	p = 0,121	p = 0,015

3.1.2 Einfluss verschiedener Formen von Haarausfall auf die Lebensqualitätsskala *Funktionen*

Die isolierte Untersuchung der Lebensqualitätsskala *Funktionen*, die die Beeinflussung der Funktionen der alltäglichen privaten und öffentlichen Lebenssituation beschreibt, zeigte, dass sich die mittleren Werte bei den verschiedenen Formen von Haarausfall nur gering unterscheiden. Der höchste *Funktionen*-Wert wurde mit 45,54 (± 3,3) für TTM berechnet, gefolgt von 41,14 (± 4,31) für VA, 40,1 (± 0,97) für AGA/FPHL, 38,28 (± 1,01) für AA, 37,71 (± 2,6) für TA und 36,64 (± 0,99) für TE (Abb. 7). Signifikante Unterschiede bestehen zwischen der Gruppe TE und den Gruppen AGA/FPHL, AA und TTM sowie zwischen der Gruppe AA und TTM ($p < 0{,}05$) (Tab. 6). Zwischen allen anderen Paarungen besteht kein signifikanter Unterschied.

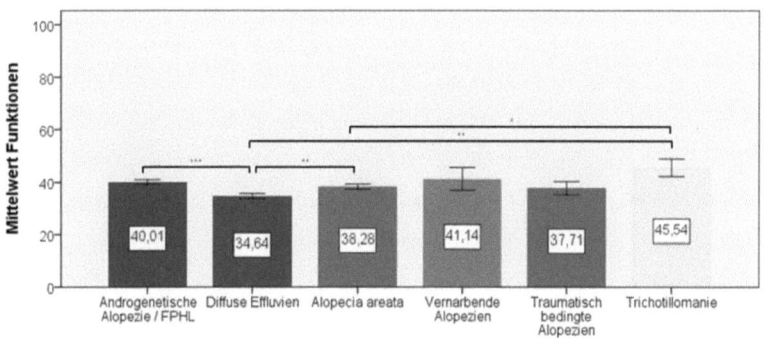

Abb. 7: Mittelwerte der Skala *Funktionen* für die verschiedenen Alopezieformen im Vergleich (MV, SE)

Tab. 6: Signifikanzwerte der Vergleiche der *Funktionen*-Skala-Werte aller Alopezieformen

	AGA/FPHL	TE	AA	VA	TA
TE	p < 0,001				
AA	p = 0,227	p = 0,006			
VA	p = 0,852	p = 0,137	p = 0,557		
TA	p = 0,442	p = 0,185	p = 0,864	p = 0,566	
TTM	p = 0,119	p = 0,002	p = 0,041	p = 0,392	p = 0,059

3.1.3 Einfluss verschiedener Formen von Haarausfall auf die Lebensqualitätsskala *Emotionen*

Die isolierte Untersuchung der Lebensqualitätsskala *Emotionen*, die durch Haarprobleme bedingte Gefühle wie Frustration, Ärger oder Depressivität erfasst, zeigt, dass sich die Gruppen AGA/FPHL, TE, VA und TTM mit mittleren Werten von 62,36 bis 64,9 nur gering unterscheiden (Abb. 8). Die mittleren Werte der Gruppen AA und TA sind mit 54,35 (± 0,98) und 42,73 (± 2,78) signifikant niedriger (p < 0,05) als in den anderen Gruppen. Mit p < 0,001 besteht auch zwischen den Gruppen AA und TA ein höchstsignifikanter Unterschied. Zwischen allen anderen Paarungen besteht kein signifikanter Unterschied (Tab. 7).

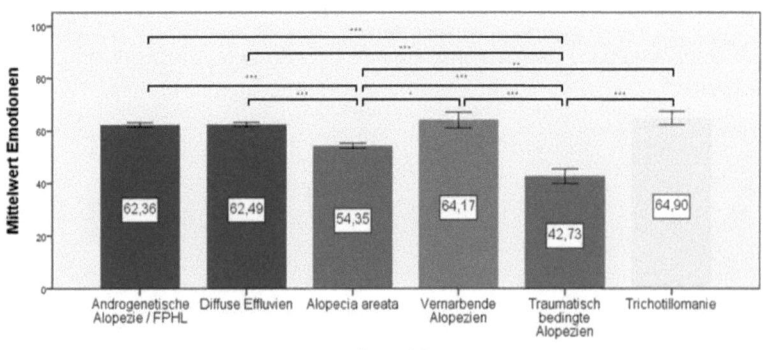

Abb. 8: Mittelwerte der Skala *Emotionen* für die verschiedenen Alopezieformen im Vergleich (MV, SE)

Tab. 7: Signifikanzwerte der Vergleiche der *Emotionen*-Skala-Werte aller Alopezieformen

	AGA/FPHL	TE	AA	VA	TA
TE	p = 0,646				
AA	p < 0,001	p < 0,001			
VA	p = 0,905	p = 0,721	p = 0,02		
TA	p < 0,001	p < 0,001	p < 0,001	p < 0,001	
TTM	p = 0,508	p = 0,341	p = 0,002	p = 0,651	p < 0,001

3.1.4 Einfluss verschiedener Formen von Haarausfall auf die Lebensqualitätsskala *Stigmatisierung*

Die isolierte Analyse der Lebensqualitätsskala *Stigmatisierung*, die Einflüsse auf das soziale Leben durch erlebte Stigmatisierung oder Angst vor Ablehnung durch andere erfasst, zeigt, dass sich die Gruppen AGA/FPHL, AA und VA mit mittleren Werten von 42,51 bis 45,83 nur gering unterscheiden (Abb. 9). Die mittleren Werte der Gruppen TE und TA liegen mit 39,09 (± 0,75) bzw. 39,27 (± 2,14) deutlich niedriger (p < 0,05). Die Gruppe TTM liegt mit einem mittleren Wert von 48,43 (± 2,79) deutlich über den anderen Werten. Diese Unterschiede sind nur teilweise statistisch signifikant. So unterscheidet sich die Gruppe TE von allen anderen Gruppen mit Ausnahme der Gruppe TA signifikant (p < 0,05). Die Gruppe TA unterscheidet sich nur von den Gruppen AA und TTM signifikant (p < 0,05). Zwischen allen anderen Paarungen besteht kein signifikanter Unterschied (Tab. 8).

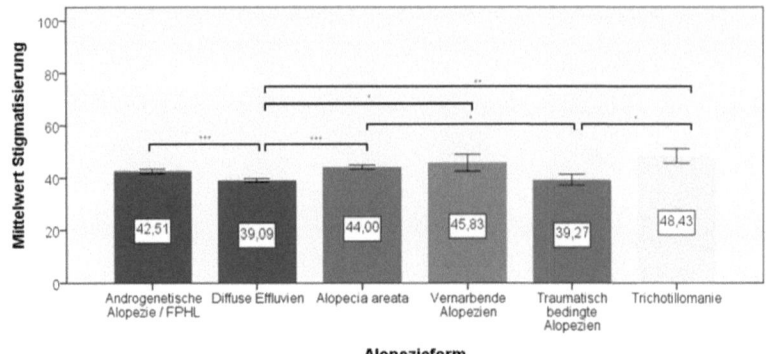

Abb. 9: Mittelwerte der Skala *Stigmatisierung* für die verschiedenen Alopezieformen im Vergleich (MV, SE)

Tab. 8: Signifikanzwerte der Vergleiche der *Stigmatisierung*-Skala-Werte aller Alopezieformen

	AGA/FPHL	TE	AA	VA	TA
TE	p < 0,001				
AA	p = 0,254	p < 0,001			
VA	p = 0,329	p = 0,033	p = 0,523		
TA	p = 0,113	p = 0,936	p = 0,030	p = 0,070	
TTM	p = 0,06	p = 0,002	p = 0,141	p = 0,588	p = 0,011

3.1.5 Einfluss verschiedener Formen von Haarausfall auf die Lebensqualitätsskala *Selbstvertrauen*

Die isolierte Untersuchung der Lebensqualitätsskala *Selbstvertrauen*, die Störungen des selbigen erfasst, zeigt ein heterogenes Bild. Die Werte der Gruppen AA und TA, TTM und TE sowie AGA/FPHL und VA liegen mit 41,82 (± 0,74) und 39,05 (± 2,02), 46,19 (± 2,35) und 47,47 (± 0,72) sowie 50,45 (± 0,72) und 52,35 (± 2,64) jeweils paarweise auf einem ähnlich hohen Niveau (Abb. 10). Diese deskriptiven Tendenzen werden durch die Induktivstatistik weitgehend bestätigt. Alle Gruppen unterscheiden sich mit

Ausnahme der jeweiligen ‚Paargruppe' signifikant (p < 0,05) voneinander. Diese Aussage gilt nicht für die Paarungen TE vs. VA bzw. alle Paarungen mit TTM, da sich TTM ausschließlich von der Gruppe TA signifikant (p < 0,05) unterscheidet (Tab. 9).

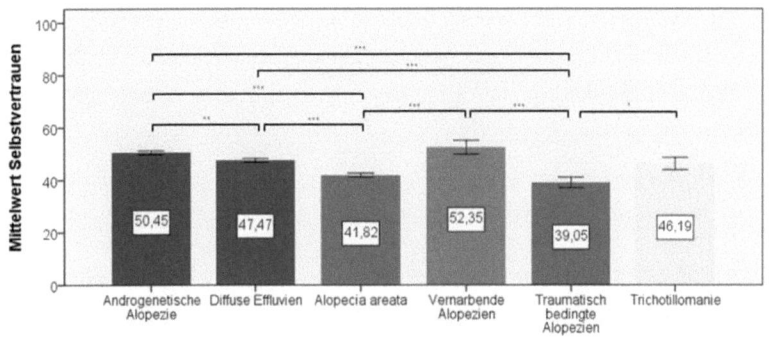

Abb. 10: Mittelwerte der Skala *Selbstvertrauen* für die verschiedenen Alopezieformen im Vergleich (MV, SE)

Tab. 9: Signifikanzwerte der Vergleiche der *Selbstvertrauen*-Skala-Werte aller Alopezieformen

	AGA/FPHL	TE	AA	VA	TA
TE	p = 0,004				
AA	p < 0,001	p < 0,001			
VA	p = 0,521	p = 0,093	p < 0,001		
TA	p < 0,001	p < 0,001	p = 0,271	p < 0,001	
TTM	p = 0,071	p = 0,532	p = 0,104	p = 0,054	p = 0,038

3.2 Einfluss von androgenetischer Alopezie / Haarausfall mit weiblichem Muster auf die Lebensqualität

In der Untergruppe AGA/FPHL konnten 692 Fälle (262 Frauen, 430 Männer) ausgewertet werden, deren mGLQ-Wert 44,86 (± 0,69) beträgt. Die Analyse der LQ-Kategorien ergibt mit 62,36 (± 0,86) den höchsten Wert in der Skala *Emotionen*, gefolgt von den Skalen *Selbstvertrauen* mit 50,45 (± 0,72), *Stigmatisierung* mit 42,51 (± 0,75), *Funktionen* mit 40,01 (± 0,97) und *Symptome* mit 28,97 (± 0,76) (Abb. 11). Die Werte aller Skalen weichen höchstsignifikant (p < 0,001) vom mGLQ-Wert ab.

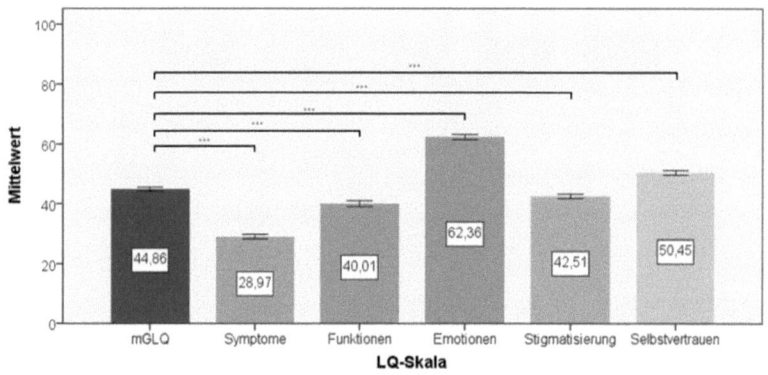

Abb. 11: mGLQ-Wert und LQ-Skalen-Werte für AGA/FPHL (MV, SE)

Die Ausprägung der Alopezie zeigt für den mGLQ-Wert sowie für die Skalen *Funktionen*, *Emotionen*, *Stigmatisierung* und *Selbstvertrauen* hoch- bis höchstsignifikante (*Emotionen*: p = 0,004, alle anderen p < 0,001) positive Korrelationen. Die Höhe der Korrelationskoeffizienten ist mit Werten von r = 0,11 bis r = 0,22 für alle Skalen im niedrigen Bereich (Tab. 10).

Aufgeschlüsselt nach Geschlecht zeigt sich, dass der mGLQ-Wert und die Werte aller Skalen mit Ausnahme der Skala *Selbstvertrauen* bei Frauen höher sind als bei Männern mit AGA/FPHL (Abb. 12). Die Untersuchung auf statistische Unterschiede in der Beeinflussung der Lebensqualität zwischen Männern mit AGA und Frauen mit FPHL zeigt, dass sich die Gruppen in der mGLQ und den Skalen *Funktionen*, *Stigmatisierung* und *Selbstvertrauen* nicht unterscheiden. Signifikante Unterschiede bestehen jedoch in den Skalen *Symptome* ($p \leq 0{,}05$) und *Emotionen* ($p < 0{,}001$).

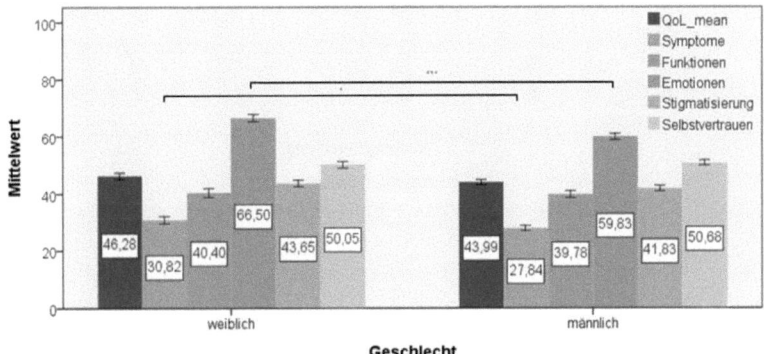

Abb. 12: mGLQ-Wert und LQ-Skalen-Werte für AGA/FPHL getrennt nach Geschlecht (MV, SE)

Die Untersuchung des Einflusses der Ausprägung getrennt nach Geschlechtern zeigt, dass bei Frauen und Männern die Skalen *Funktionen* und *Stigmatisierung* die höchsten Korrelationen aufweisen (Abb. 13). Insgesamt ist die Korrelation aller Skalen und der mGLQ mit der Ausprägungsstufe bei Frauen höher als bei Männern (Tab. 10).

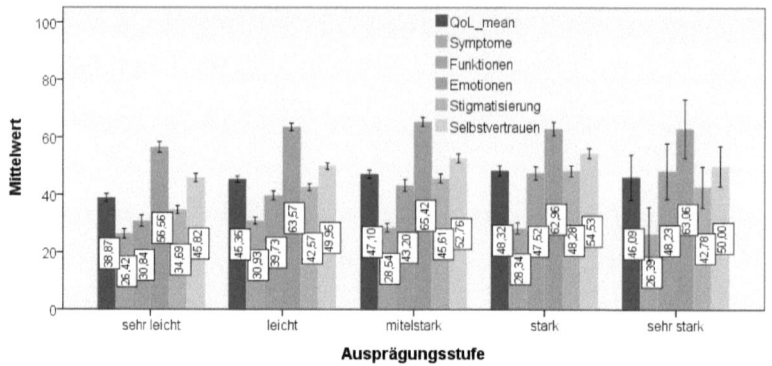

Abb. 13: mGLQ-Wert und LQ-Skalen-Werte für AGA/FPHL getrennt nach Ausprägungsstufe (MV, SE)

Tab. 10: Korrelationskoeffizienten des mGLQ-Wertes und Skalenwerte mit der Ausprägungsstufe für AGA/FPHL

	Ausprägungsstufe		
	Gesamt	**Frauen**	**Männer**
mGLQ	r = 0,169***	r = 0,199***	r = 0,135**
Symptome	r = 0,011	r = -0,006	r = -0,005
Funktionen	r = 0,210***	r = 0,305***	r = 0,164***
Emotionen	r = 0,110**	r = 0,102	r = 0,052
Stigmatisierung	r = 0,218***	r = 0,237***	r = 0,197***
Selbstvertrauen	r = 0,151***	r = 0,175**	r = 0,157***

Das Alter der Probanden korreliert mit allen Skalen und dem mGLQ-Wert signifikant (p < 0,05) negativ (Abb. 14). Den höchsten Korrelationskoeffizienten hat mit r = -0,161 die Skala *Emotionen*. Die Höhe der Korrelationskoeffizienten ist mit Werten von r = -0,081 bis r = -0,061 für alle Skalen im sehr niedrigen Bereich. Die Untersuchung des Einflusses des Alters getrennt nach Geschlechtern zeigt, dass bei Frauen und Männern die Skalen *Funktionen* und *Stigmatisierung* die höchsten negativen Korrelationen aufweisen. Mit Ausnahme der Skala *Selbstvertrauen* ist die negative Korrelation aller Skalen und der mGLQ mit dem Alter bei Männern höher als bei Frauen (Tab. 11).

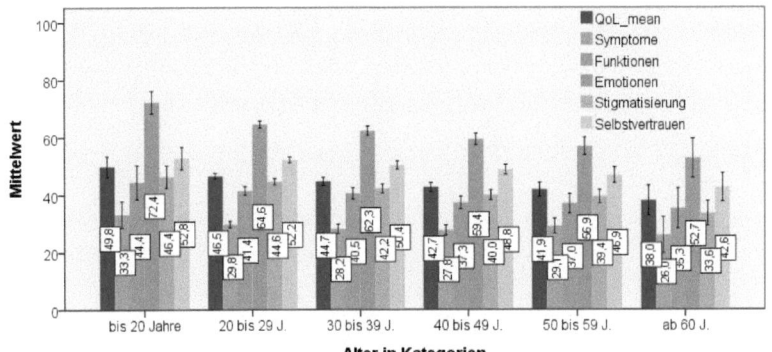

Abb. 14: mGLQ-Wert und LQ-Skalen-Werte für AGA/FPHL getrennt nach Alterskategorien (MV, SE)

Tab. 11: Korrelationskoeffizienten des mGLQ-Wertes und Skalenwerte mit dem Alter für AGA/FPHL

	Alter		
	Gesamt	**Frauen**	**Männer**
mGLQ	r = -0,122**	r = -0,160**	r = -0,178**
Symptome	r = -0,082*	r = -0,084	r = -0,160**
Funktionen	r = -0,081*	r = -0,093	r = -0,104*
Emotionen	r = -0,161**	r = -0,236**	r = -0,259**
Stigmatisierung	r = -0,129**	r = -0,171**	r = -0,177**
Selbstvertrauen	r = -0,101**	r = -0,132*	r = -0,103**

3.3 Einfluss von diffusem Haarausfall auf die Lebensqualität

In der Untergruppe diffuser Haarausfall konnten 684 Fälle (648 Frauen, 36 Männern) ausgewertet werden, deren mGLQ-Wert 43,18 (± 0,67) beträgt. Die Analyse der LQ-Skalen ergibt mit 62,49 (± 0,8) den höchsten Wert in der Skala *Emotionen*, gefolgt von den Skalen *Selbstvertrauen* mit 47,47 (± 0,72), *Stigmatisierung* mit 39,09(± 0,75), *Funktionen* mit 34,64 (± 0,99) und *Symptome* mit 32,23 (± 0,71). Die Werte aller Skalen weichen höchstsignifikant (p < 0,001) vom mGLQ-Wert ab (Abb. 15).

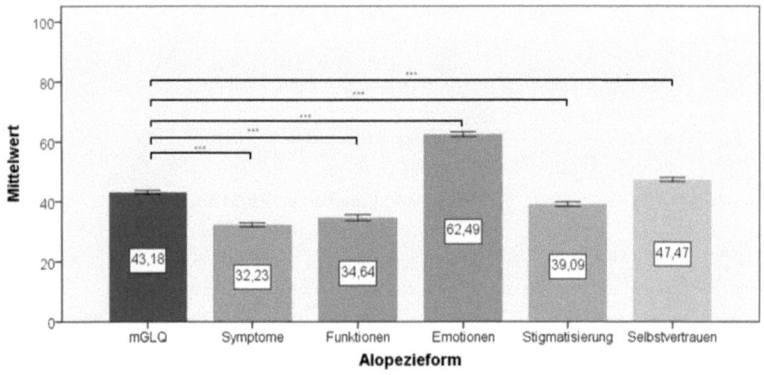

Abb. 15: mGLQ-Wert und LQ-Skalen-Werte für TE (MV, SE)

Aufgeschlüsselt nach Geschlecht zeigt sich, dass der mGLQ-Wert und die Werte aller Skalen bei Männern höher sind als bei Frauen (Abb. 16). Die Untersuchung auf statistische Unterschiede in der Beeinflussung der Lebensqualität zwischen Männern und Frauen zeigt, dass sich die Gruppen in der mGLQ-Wert sowie den Skalen *Symptome*, *Funktionen*, *Stigmatisierung* und *Selbstvertrauen* signifikant unterscheiden (p < 0,05). In der Skala *Emotionen* unterscheiden sich die Gruppen nicht signifikant.

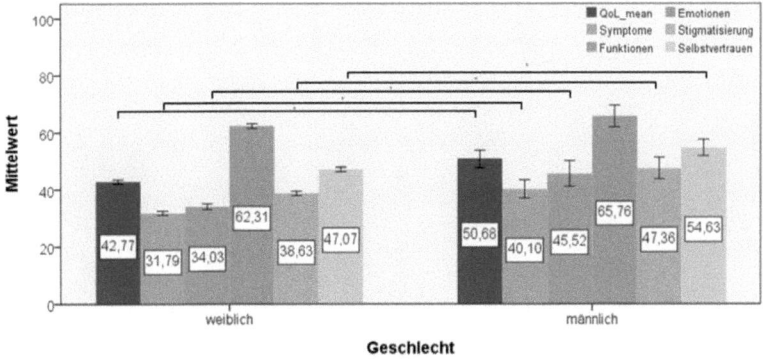

Abb. 16: mGLQ-Wert und LQ-Skalen-Werte für TE getrennt nach Geschlecht (MV, SE)

Die Ausprägung der Alopezie zeigt für den mGLQ-Wert sowie für alle Skalen höchstsignifikante ($p < 0{,}001$) positive Korrelationen (Abb. 17). Die Höhe der Korrelationskoeffizienten ist mit Werten von $r = 0{,}335$ bis $r = 0{,}393$ für die Skalen *Funktionen*, *Emotionen*, *Stigmatisierung* und *Selbstvertrauen* im mittelhohen Bereich. Die Skala *Symptome* ist mit $r = 0{,}187$ im niedrigen Bereich. Der mGLQ-Wert korreliert mit $r = 0{,}404$ mittelhoch mit der Ausprägung der Alopezie (Tab. 12).

Die Untersuchung des Einflusses der Ausprägung getrennt nach Geschlechtern zeigt, dass bei Frauen und Männern die Skalen *Stigmatisierung* und *Funktion*en die höchsten Korrelationskoeffizienten aufweisen. Insgesamt ist die Korrelation aller Skalen und der mGLQ mit der Ausprägungsstufe bei Männern teilweise deutlich höher als bei Frauen. Die Skala *Stigmatisierung* zeigt bei Männern mit einem Wert von $r = 0{,}511$ eine hohe Korrelation (Tab. 12).

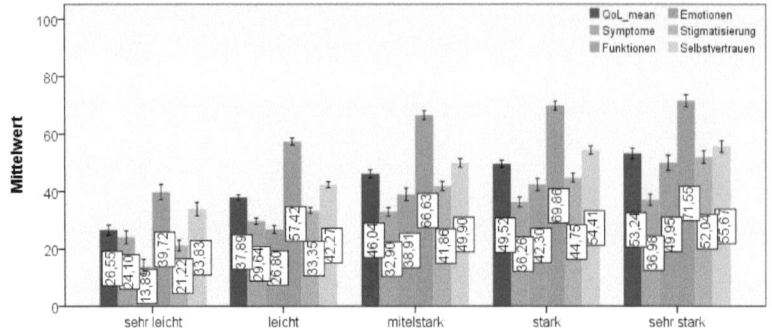

Abb. 17: mGLQ-Wert und LQ-Skalen-Werte für TE getrennt nach Ausprägungsstufe

Tab. 12: Korrelationskoeffizienten des mGLQ-Wertes und Skalenwerte mit der Ausprägungsstufe für TE

	Ausprägungsstufe		
	Gesamt	Frauen	Männer
mGLQ	r = 0,404***	r = 0,407***	r = 0,456**
Symptome	r = 0,187***	r = 0,185***	r = 0,289
Funktionen	r = 0,389***	r = 0,391***	r = 0,434**
Emotionen	r = 0,370***	r = 0,373***	r = 0,369*
Stigmatisierung	r = 0,393***	r = 0,391***	r = 0,511**
Selbstvertrauen	r = 0,335***	r = 0,339***	r = 0,359*

Das Alter der Probanden korreliert negativ mit dem mGLQ-Wert und allen Skalen mit Ausnahme der Skala *Symptome* hoch- bis höchstsignifikant (p < 0,01) (Abb. 18). Die Höhe der Korrelationskoeffizienten ist mit Werten von r = -0,055 bis r = -0,221 für alle Skalen im sehr niedrigen bis niedrigen Bereich. Die Untersuchung des Einflusses des Alters getrennt nach Geschlecht zeigt, dass bei Frauen und Männern die Skalen *Funktionen* und *Stigmatisierung* die höchsten negativen Korrelationen aufweisen. Mit Ausnahme der Skala *Symptome*, die bei Frauen negativ (r = -0,054) und bei Männern positiv (r = 0,06) korreliert, ist die negative Korrelation aller Skalen und der mGLQ mit dem Alter bei Männern deutlich höher als bei Frauen (Tab. 13).

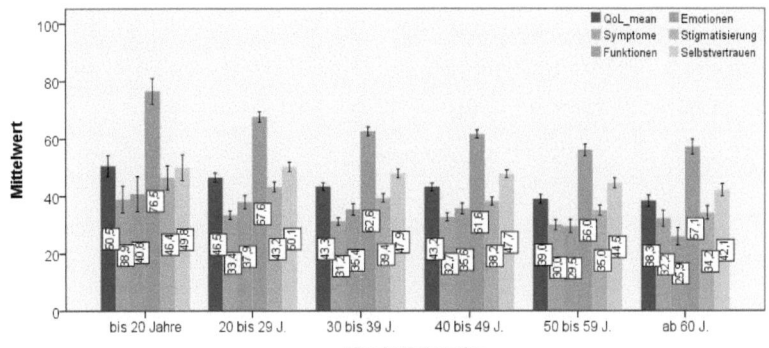

Abb. 18: mGLQ-Wert und LQ-Skalen-Werte für TE getrennt nach Alter

Tab. 13: Korrelationskoeffizienten des mGLQ-Wertes und Skalenwerte mit dem Alter für TE

	Alter		
	Gesamt	Frauen	Männer
mGLQ	r = -0,152***	r = -0,140***	r = -0,261
Symptome	r = -0,055	r = -0,054	r = 0,060
Funktionen	r = -0,122**	r = -0,112**	r = -0,193
Emotionen	r = -0,221***	r = -0,215***	r = -0,376*
Stigmatisierung	r = -0,153***	r = -0,140***	r = -0,314
Selbstvertrauen	r = -0,118**	r = -0,100*	r = -0,293

3.4 Einfluss von Alopecia areata auf die Lebensqualität

In der Untergruppe Alopecia areata konnten 633 Fälle (502 Frauen, 131 Männern) ausgewertet werden, deren mGLQ-Wert 40,02 (± 0,71) beträgt. Die Analyse der LQ-Kategorien ergibt mit 54,35(± 0,98) den höchsten Wert in der Skala *Emotionen*, gefolgt von den Skalen *Stigmatisierung* mit 44 (± 0,78), *Selbstvertrauen* mit 41,82 (± 0,74), *Funktionen* mit 38,28 (± 1,01) und *Symptome* mit 21,63 (± 0,71). Die Werte aller Skalen weichen höchstsignifikant (p < 0,001) vom mGLQ-Wert ab (Abb. 19).

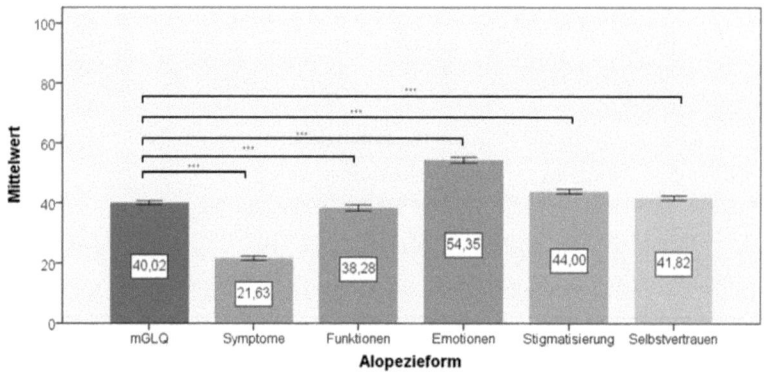

Abb. 19: mGLQ-Wert und LQ-Skalen-Werte für AA (MV, SE)

Aufgeschlüsselt nach Geschlecht zeigt sich, dass der mGLQ-Wert und die Werte aller Skalen bei Frauen höher sind als bei Männern mit Alopecia areata (Abb. 20). Die Untersuchung auf statistische Unterschiede in der Beeinflussung der Lebensqualität zwischen Männern und Frauen zeigt, dass sich die Gruppen im mGLQ-Wert sowie den Skalen *Symptome*, *Funktionen*, *Emotionen* und *Stigmatisierung* signifikant unterscheiden (p < 0,05). In der Skala *Selbstvertrauen* unterscheiden sich die Gruppen nicht signifikant.

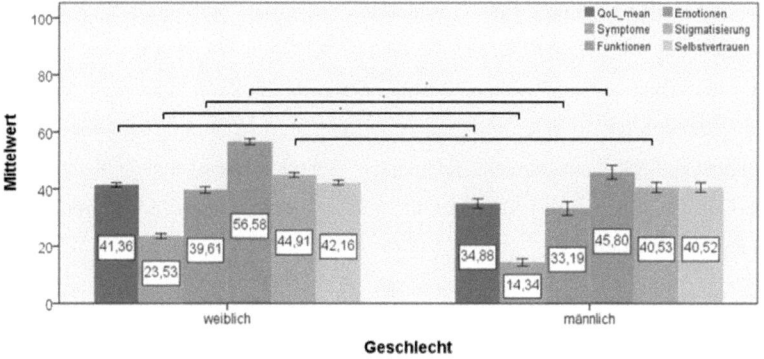

Abb. 20: mGLQ-Wert und LQ-Skalen-Werte für AA getrennt nach Geschlecht (MV, SE)

Die Ausprägung der Alopezie (Abb. 21) zeigt für die Skalen *Stigmatisierung* und *Selbstvertrauen* höchstsignifikante (p < 0,001) positive Korrelationen und für die Skala *Symptome* eine höchstsignifikante negative Korrelation (p < 0,001). Der mGLQ-Wert und der Wert der Skala *Funktion*en korrelieren hochsignifikant (p < 0,01) mit der Ausprägungsstufe. Die Höhe der Korrelationskoeffizienten ist mit Werten von r = 0,026 bis r = 0,231 für alle Skalen und den mGLQ-Wert im sehr niedrigen bis niedrigen Bereich (Tab. 14).

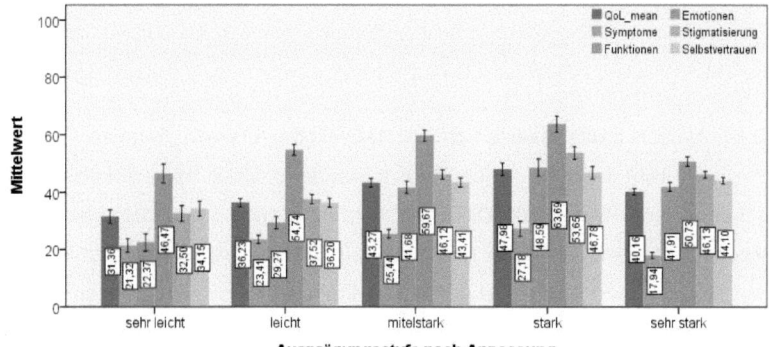

Abb. 21: mGLQ-Wert und LQ-Skalen-Werte für AA getrennt nach Ausprägungsstufe (MV, SE)

Die Untersuchung getrennt nach Geschlechtern zeigt, dass bei Frauen die Kategorien *Funktionen* (r = 0,268) und *Stigmatisierung* (r = 0,212) die höchsten Korrelationen mit der Ausprägung aufweisen, während es bei Männern die Skalen *Symptome* (r = 0,15) und *Selbstvertrauen* (r = 0,144) sind. Abgesehen von der Skala *Emotionen*, die bei Männern eine höhere negative Korrelation (r = -0,116) aufweist, sind die Korrelationskoeffizienten aller Skalen und der mGLQ mit der Ausprägungsstufe bei Frauen höher als bei Männern (Tab. 14).

Tab. 14: Korrelationskoeffizienten des mGLQ-Wertes und Skalenwerte mit der Ausprägungsstufe für AA

	Ausprägungsstufe		
	Gesamt	Frauen	Männer
mGLQ	r = 0,107**	r = 0,129**	r = 0,016
Symptome	r = -0,159***	r = -0,167***	r = -0,150
Funktionen	r = 0,231**	r = 0,268***	r = 0,07
Emotionen	r = -0,026	r = -0,006	r = -0,117
Stigmatisierung	r = 0,191***	r = 0,212***	r = 0,112
Selbstvertrauen	r = 0,179***	r = 0,188***	r = 0,144

Die bei Alopecia areata zusätzlich erfasste Aktivität der Alopezie, determiniert anhand der Auslösbarkeit der Haare im Randbereich betroffener Areale, zeigt einen deutlichen Einfluss auf die Lebensqualität. Die Werte aller Skalen sind bei Betroffenen mit aktiver Alopecia areata signifikant höher (p < 0,01). Am größten ist der Einfluss auf die Skala *Symptome*, die um 52% erhöht ist (p < 0,001). Der Wert für die mGLQ ist um 26% erhöht (p < 0,001) (Abb. 22).

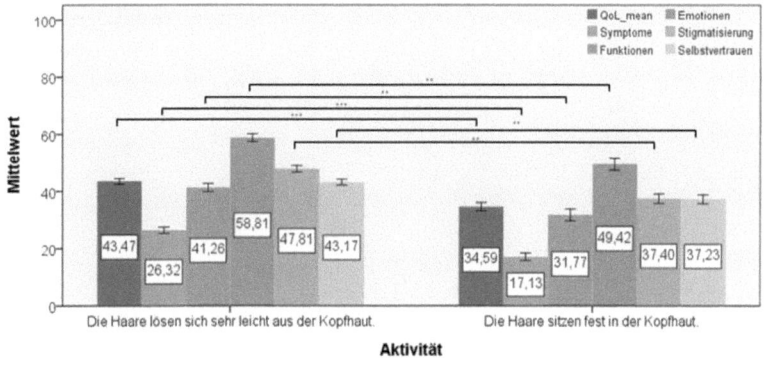

Abb. 22: mGLQ-Wert und LQ-Skalen-Werte für AA getrennt aktiv und inaktiv (MV, SE)

Für Alopecia areata wurde zusätzlich erfasst, ob neben dem Capillitium noch weitere Lokalisationen betroffen sind. Für die Auswertung wurden diese zusammengefasst zu den Subkategorien „nur Kopfhaut", „Kopfhaut und Gesicht" (Augenbrauen, Wimpern und/oder Bart), „Kopfhaut und Körper" sowie „Kopfhaut, Gesicht und Körper" (Abb. 23). Die Analyse der Daten ergibt höchstsignifikante ($p < 0,001$) Unterschiede zwischen den Subkategorien für die Skala *Symptome* und signifikante Unterschiede ($p < 0,05$) für die Skalen *Funktionen* und *Selbstvertrauen*. Die Signifikanzwerte der direkten Vergleiche sind in Tab. 15 bis Tab. 17 dargestellt. Für die Fragestellung, ob durch Alopecia areata bedingte Nagelanomalien die Lebensqualität zusätzlich beeinflussen, wurde die Untergruppe der Betroffenen mit Nagelproblemen (n = 177) mit der Gruppe ohne Nagelprobleme (n = 432) verglichen (Abb. 24). Signifikante Unterschiede können weder für den mGLQ-Wert noch für die einzelnen Skalen festgestellt werden. Die Aufschlüsselung nach Geschlecht ergibt keine signifikante Beeinflussung bei den Frauen. Bei den Männern sind die Werte für die mGLQ sowie die Skalen *Symptome* und *Emotionen* in der Gruppe ohne Nagelprobleme signifikant höher ($p < 0,05$) als in der Vergleichsgruppe (Tab. 18).

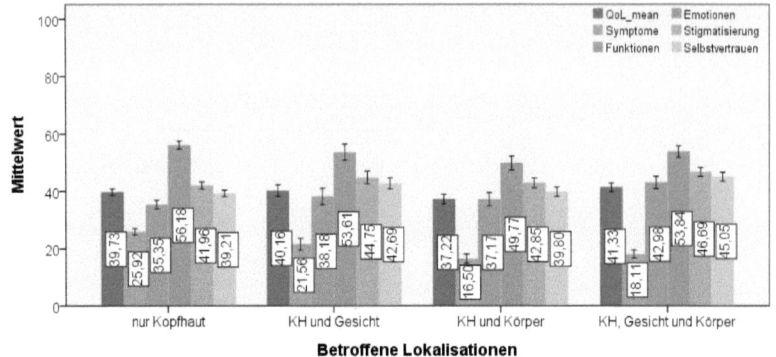

Abb. 23: mGLQ-Wert und LQ-Skalen-Werte für AA getrennt nach betroffenen Lokalisationen (MV, SE)

Tab. 15: Übersicht der Signifikanzwerte für die Skala *Symptome* zum Einfluss betroffener Lokalisationen bei AA

Symptome	Nur KH	KH und Gesicht	KH und Körper
KH und Gesicht	p = 0,024		
KH und Körper	p < 0,001	p = 0,042	
KH, Gesicht und Körper	p < 0,001	p = 0,123	p = 0,483

Tab. 16: Übersicht der Signifikanzwerte für die Skala *Funktionen* zum Einfluss betroffener Lokalisationen bei Alopecia areata

Funktionen	Nur KH	KH und Gesicht	KH und Körper
KH und Gesicht	p = 0,366		
KH und Körper	p = 0,441	p = 0,863	
KH, Gesicht und Körper	p = 0,004	p = 0,185	p = 0,087

Tab. 17: Übersicht der Signifikanzwerte für die Skala *Selbstvertrauen* zum Einfluss betroffener Lokalisationen bei Alopecia areata

Selbstvertrauen	Nur KH	KH und Gesicht	KH und Körper
KH und Gesicht	p = 0,129		
KH und Körper	p = 0,615	p = 0,332	
KH, Gesicht und Körper	p = 0,003	p = 0,360	p = 0,46

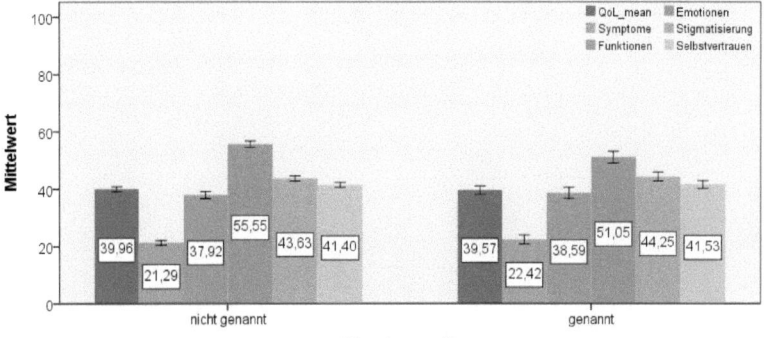

Abb. 24: mGLQ-Wert und LQ-Skalen-Werte für AA getrennt nach mit Nagelanomalien und ohne Nagelprobleme (MV, SE)

Tab. 18: Übersicht der Signifikanzwerte des Vergleichs des mGLQ-Wertes und der Skalenwerte bei AA mit Nagelanomalien und ohne Nagelprobleme

	Nagelanomalien		
	Gesamt	**Frauen**	**Männer**
mGLQ	p = 0,760	p = 0,352	p = 0,038
Symptome	p = 0,821	p = 0,202	p = 0,026
Funktionen	p = 0,782	p = 0,292	p = 0,209
Emotionen	p = 0,089	p = 0,941	p = 0,003
Stigmatisierung	p = 0,781	p = 0,325	p = 0,292
Selbstvertrauen	p = 0,656	p = 0,368	p = 0,525

Das Alter der Probanden korreliert mit Ausnahme der Skala *Symptome* (r = 0,009) negativ mit allen Skalen und dem mGLQ-Wert (r = -0,06). Die Höhe der Korrelationskoeffizienten ist mit Werten von r = -0,009 bis r = -0,132 für alle Skalen sehr niedrig bis niedrig. Die Untersuchung des Einflusses des Alters getrennt nach Geschlechtern zeigt ein heterogenes Ergebnis (Abb. 25). Die Korrelationskoeffizienten der Frauen sind mit Werten r = -0,032 bis r = -0,084 sehr niedrig und in keinem Fall signifikant. Bei den Männern sind die Korrelationskoeffizienten mit Werten von r = -0,057 bis r = -0,35 deutlich höher und für die Skalen *Stigmatisierung* und *Funktionen* auch signifikant (p < 0,05) (Tab. 19).

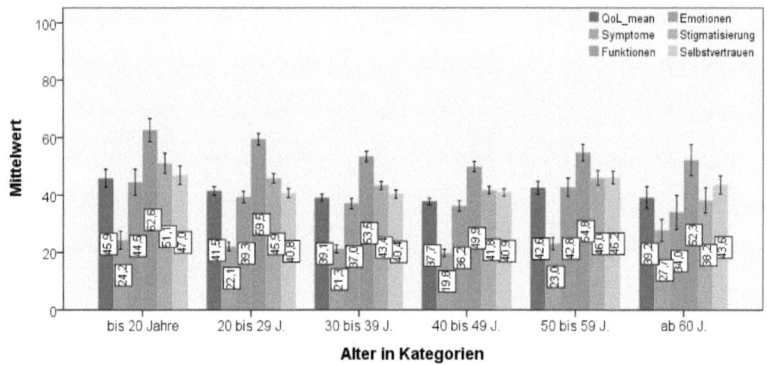

Abb. 25: mGLQ-Wert und LQ-Skalen-Werte für AA getrennt nach Alter (MV, SE)

Tab. 19: Korrelationskoeffizienten des mGLQ-Wertes und Skalenwerte mit dem Alter für AA

	Alter		
	Gesamt	Frauen	Männer
mGLQ	r = -0,06	r = -0,07	r = -0,274**
Symptome	r = 0,009	r = 0,034	r = -0,129
Funktionen	r = -0,03	r = -0,037	r = -0,285**
Emotionen	r = -0,132**	r = -0,084	r = -0,35***
Stigmatisierung	r = -0,089*	r = -0,032	r = -0,323***
Selbstvertrauen	r = -0,033	r = 0,052	r = -0,057

3.5 Einfluss von vernarbenden Alopezien auf die Lebensqualität

In der Untergruppe vernarbende Alopezien konnten 39 Fälle (36 Frauen, 3 Männer) ausgewertet werden, deren mGLQ-Wert 48,42 (± 2,83) beträgt. Die Analyse der LQ-Kategorien ergibt mit 64,17 (± 2,99) den höchsten Wert in der Skala *Emotionen*, gefolgt von den Skalen *Selbstvertrauen* mit 52,35 (± 2,64), *Stigmatisierung* mit 45,83 (± 3,29), *Funktionen* mit 41,14 (± 4,31) und *Symptome* mit 38,62 (± 3,51). Mit Ausnahme der Skala *Selbstvertrauen* weichen die Werte aller Skalen mindestens signifikant ($p < 0,05$) vom mGLQ-Wert ab (Abb. 26).

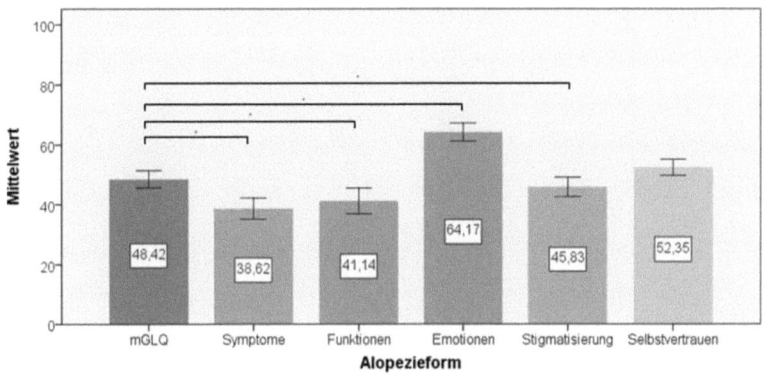

Abb. 26: mGLQ-Wert und LQ-Skalen-Werte für VA (MV, SE)

Aufgrund der geringen Anzahl männlicher Teilnehmer (n = 3) wurde eine Analyse geschlechtsspezifischer Unterschiede in dieser Untergruppe nicht durchgeführt. Für die Auswertung des Einflusses der Ausprägung auf die Lebensqualität bei vernarbender Alopezie wurde die niedrigste Ausprägungsstufe von der Analyse ausgeschlossen, da sie mit nur einem Teilnehmer unterrepräsentiert war. Ein Anstieg der mGLQ- und Skalen-Werte mit zunehmender Ausprägung der Alopezie ist deskriptiv für die Ausprägungsstufen 2 bis 4 gut zu erkennen. Von diesem Trend abweichend sind die Werte der höchsten Ausprägungsstufe jedoch deutlich niedriger als die der vorletzten Stufe (Abb. 27). Mit einem Wert von $r = 0,205$ zeigt die Skala *Symptome* die höchste Korrelation mit der Ausprägungsstufe. Insgesamt liegen jedoch die Werte aller Korrelationskoeffizienten im sehr niedrigen bis niedrigen Bereich und korrelieren nicht signifikant (Tab. 20).

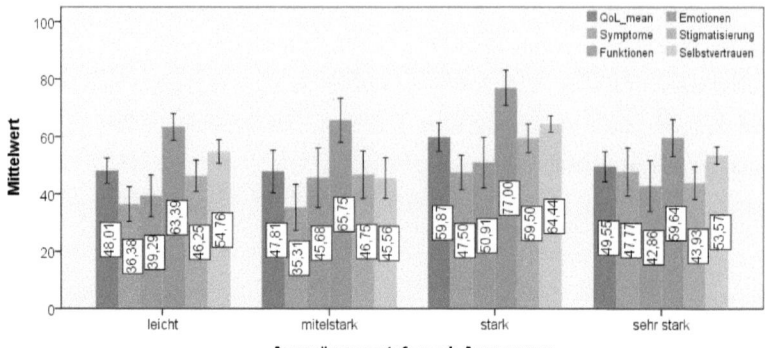

Abb. 27: mGLQ-Wert und LQ-Skalen-Werte für VA getrennt nach Ausprägungsstufe (MV, SE)

Für die Auswertung des Einflusses des Alters auf die Lebensqualität bei vernarbender Alopezie wurde die jüngste Altersgruppe von der Analyse ausgeschlossen, da sie mit nur einem Teilnehmer unterrepräsentiert war. Aufgeschlüsselt nach Alter zeigen die Werte der Skalen und der mGLQ ein sehr heterogenes Bild, das keinen Trend erkennen lässt (Abb. 28). Dies spiegelt sich in den Werten der Korrelationskoeffizienten, die mit r = 0,028 bis r = 0,132 sehr niedrig bis niedrig und nicht signifikant sind wieder (Tab. 20).

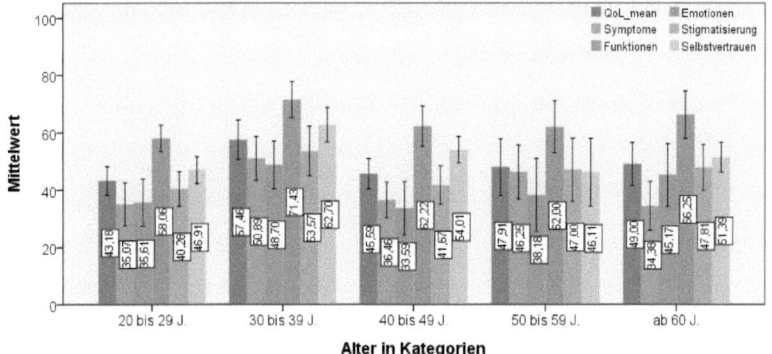

Abb. 28: mGLQ-Wert und LQ-Skalen-Werte für VA getrennt nach Alter (MV, SE)

Tab. 20: Korrelationskoeffizienten des mGLQ-Wertes und Skalenwerte mit der Ausprägungsstufe und dem Alter bei VA

	Ausprägungsstufe	Alter
mGLQ	r = 0,109	r = 0,085
Symptome	r = 0,205	r = -0,046
Funktionen	r = 0,112	r = 0,028
Emotionen	r = 0,018	r = 0,130
Stigmatisierung	r = 0,014	r = 0,132
Selbstvertrauen	r = 0,076	r = 0,049

3.6 Einfluss von traumatisch bedingter Alopezie auf die Lebensqualität

In der Untergruppe „traumatisch bedingte Alopezie" konnten 86 Fälle (83 Frauen, 3 Männer) ausgewertet werden, deren mGLQ-Wert 36,32 (± 1,94) beträgt. Die Analyse der LQ-Kategorien ergibt mit 42,73 (± 2,78) den höchsten Wert für die Skala *Emotionen*, gefolgt von den Skalen *Stigmatisierung* mit 39,27 (± 2,14), *Selbstvertrauen* 39,05 (± 2,02), *Funktionen* 37,71 (± 2,6) und *Symptome* mit 22,86 (± 1,99) (Abb. 29). Mit

Ausnahme der Skala *Funktionen* weichen die Werte aller Skalen mindestens hochsignifikant (p < 0,01) vom mGLQ-Wert ab.

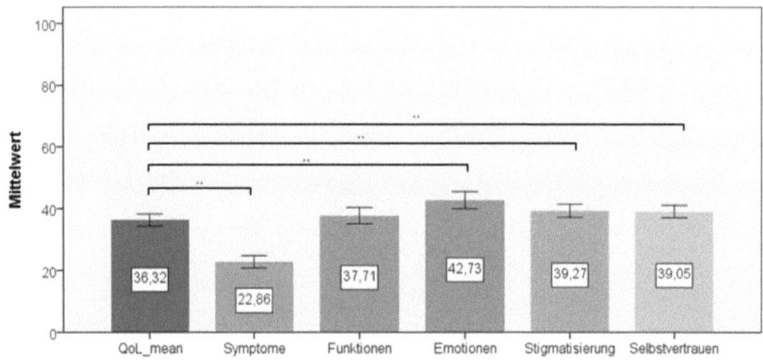

Abb. 29: mGLQ-Wert und LQ-Skalen-Werte für TA (MV, SE)

Aufgrund der geringen Anzahl männlicher Teilnehmer (n = 3) wurde eine Analyse geschlechtsspezifischer Unterschiede in dieser Untergruppe nicht durchgeführt. Deskriptiv zeigt sich für den Einfluss der Ausprägung bei traumatisch bedingter Alopezie ein ansteigender Trend für den mGLQ-Wert sowie die Skalen *Funktionen, Emotionen, Stigmatisierung* und *Selbstvertrauen* für die Ausprägungsstufen *sehr leicht* bis *stark*. Die Werte der Ausprägungsstufe *sehr stark*, zu der 77% der Fälle zählen, weicht von diesem Trend deutlich ab und zeigt allgemein eher niedrigere Werte, die vergleichbar sind mit der Ausprägungsstufe *sehr leicht* (Abb. 30). Die deskriptiven Ergebnisse werden durch die Korrelationsanalyse bestätigt. Die höchste Korrelation besteht zwischen der Ausprägungsstufe und der Skala Funktion mit einem Korrelationskoeffizienten von r = 0,211. Die anderen Skalen und der mGLQ-Wert sind mit Werten von r = 0,036 bis r = -0,129 niedriger. Keine Korrelation ist signifikant (Tab. 21).

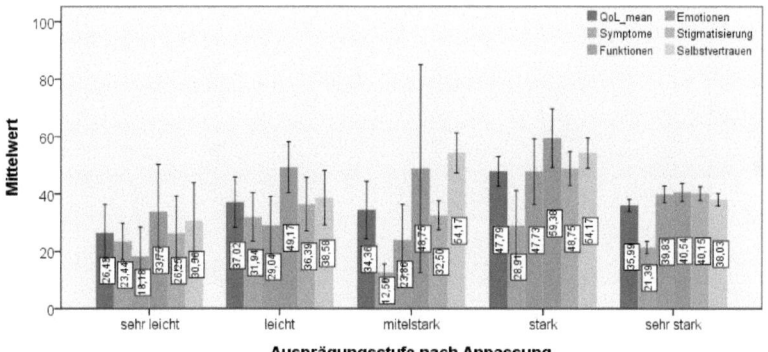

Abb. 30: mGLQ-Wert und LQ-Skalen-Werte für TA getrennt nach Ausprägungsstufe (MV, SE)

Für die Auswertung des Einflusses des Alters auf die Lebensqualität bei traumatisch bedingter Alopezie wurde die jüngste Altersgruppe von der Analyse ausgeschlossen, da sie mit nur einem Teilnehmer unterrepräsentiert war. Die deskriptive Auswertung lässt weder für den mGLQ-Wert noch für eine der Skalen einen Trend erkennen (Abb. 31). Dies spiegelt sich wieder in den Ergebnissen der Korrelationsanalyse, deren Ergebnisse mit Werten von r = -0,003 für die Skala *Symptome* bis r = 0,182 für die Skala *Emotionen* im sehr niedrigen bis niedrigen Bereich liegen. Weder der mGLQ-Wert noch eine der Skalen korreliert signifikant mit dem Alter (Tab. 21).

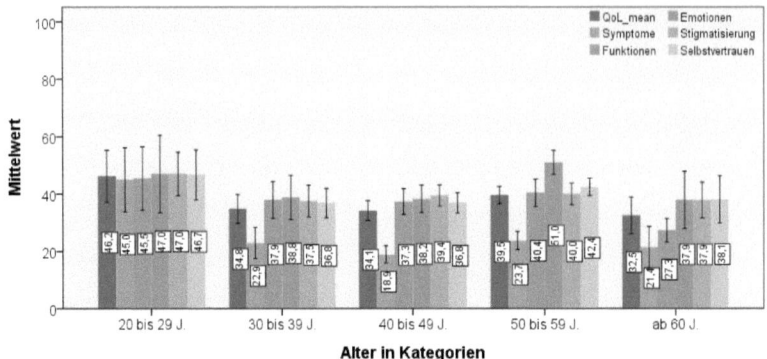

Abb. 31: mGLQ-Wert und LQ-Skalen-Werte für TA getrennt nach Alter (MV, SE)

Tab. 21: Korrelationskoeffizienten des mGLQ-Wertes und Skalenwerte mit der Ausprägungsstufe und dem Alter bei TA

	Ausprägungsstufe	Alter
mGLQ	r = 0,036	r = 0,092
Symptome	r = -0,129	r = -0,003
Funktionen	r = 0,211	r = 0,007
Emotionen	r = -0,105	r = 0,182
Stigmatisierung	r = 0,107	r = 0,062
Selbstvertrauen	r = -0,049	r = 0,109

3.7 Einfluss von Trichotillomanie auf die Lebensqualität

In der Untergruppe Trichotillomanie konnten 51 Fälle (48 Frauen, 3 Männer) ausgewertet werden, deren mGLQ-Wert 47,31 beträgt (± 2,28). Die Analyse der LQ-Skalen ergab mit 64,9 (± 2,53) den höchsten Wert für die Skala *Emotionen*, gefolgt von den Skalen *Stigmatisierung* mit 48,43 (± 2,79), *Selbstvertrauen* mit 46,19 (± 2,35), *Funktionen* mit 45,54 (± 3,3) und *Symptome* mit 31,5 (± 2,86) (Abb. 32). Die Werte der Skalen *Symptome* und *Emotionen* unterscheiden sich höchstsignifikant (p < 0,001) von den Werten des mGLQ-Werts. Die Skalen *Stigmatisierung*, *Funktionen* und *Selbstvertrauen* unterscheiden sich von diesen nicht signifikant.

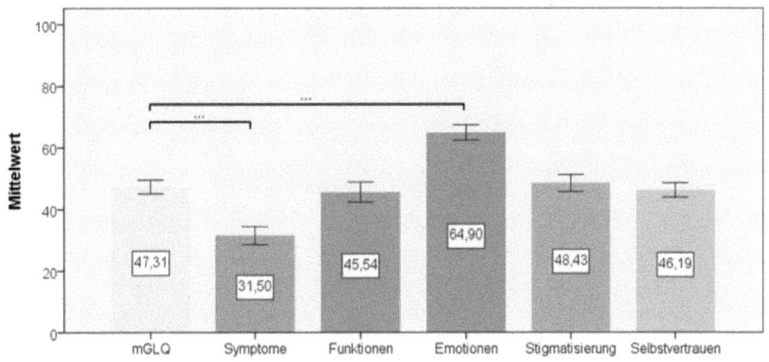

Abb. 32: mGLQ-Wert und LQ-Skalen-Werte für TTM (MV, SE)

Aufgrund der geringen Anzahl männlicher Teilnehmer (n = 3) wurde eine Analyse geschlechtsspezifischer Unterschiede in dieser Untergruppe nicht durchgeführt.

Deskriptiv ist für den mGLQ-Wert und alle Skalen mit Ausnahme der Skala *Symptome* ein Anstieg mit zunehmender Ausprägung deutlich zu erkennen. Die Werte der Skala *Symptome* steigen von der Ausprägungsstufe *sehr leicht* bis *stark* an. Sind in der Gruppe mit der Ausprägungsstufe *sehr stark* jedoch sehr niedrig (

Abb. 33). Die Korrelationsanalyse ergibt mit r = 0,322 bzw. r = 0,325 die höchsten Korrelationskoeffizienten für den mGLQ-Wert und die Skala *Funktionen*, gefolgt von den Skalen *Stigmatisierung* (r = 0,305), *Emotionen* (r = 0,296) *Selbstvertrauen* (r = 0,234) und *Symptome* (r = 0,13). Bis auf die beiden letztgenannten sind alle Korrelationen signifikant (p < 0,05) (Tab. 22).

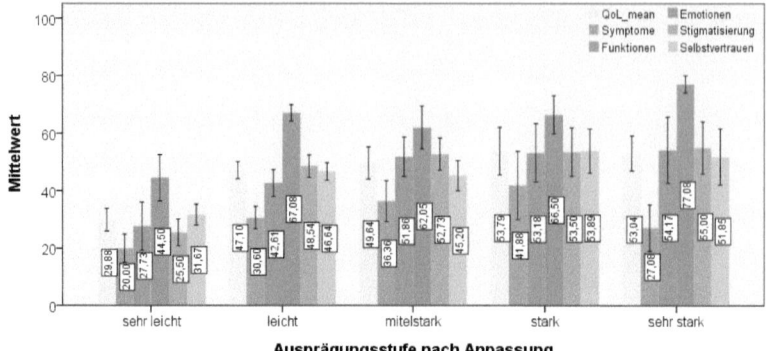

Abb. 33: mGLQ-Wert und LQ-Skalen-Werte für TTM getrennt nach Ausprägungsstufe (MV, SE)

Für Trichotillomanie wurde zusätzlich erfasst, ob neben dem Capillitium noch weitere Lokalisationen betroffen sind. Für die Auswertung wurden diese zusammengefasst zu den Subkategorien „nur Kopfhaut", „Kopfhaut und Gesicht" (Augenbrauen, Wimpern und/oder Bart), „Kopfhaut und Körper" sowie „Kopfhaut, Gesicht und Körper" (Abb. 34). In der deskriptiven Darstellung zeigt sich nach dieser Segmentierung ein heterogenes Bild ohne klaren Trend (Abb. 35). Die Analyse der Daten mittels Kruskal-Wallis-Test für K unabhängige Stichproben ergibt keine signifikanten Unterschiede zwischen den Subkategorien.

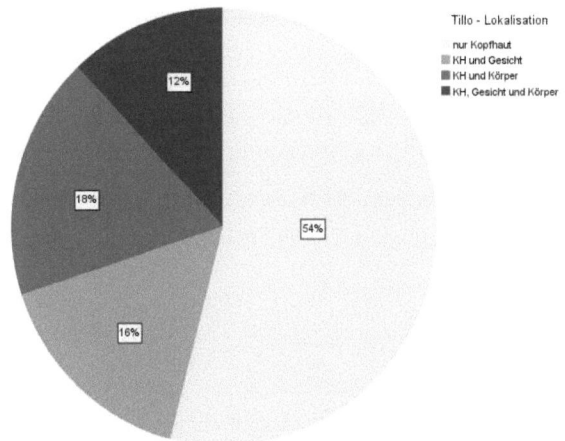

Abb. 34: Verteilung der von TTM betroffenen Lokalisationen

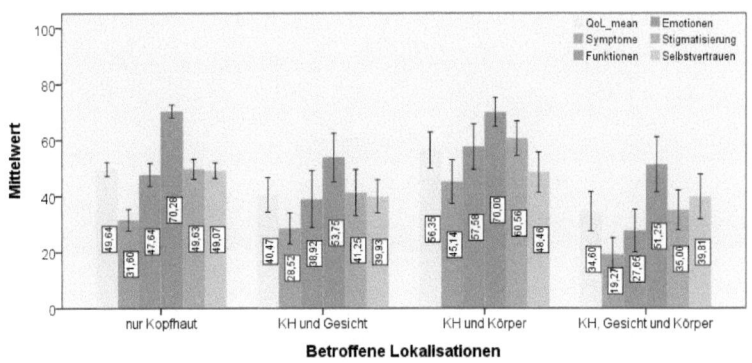

Abb. 35: mGLQ-Wert und LQ-Skalen-Werte für TTM getrennt nach betroffenen Lokalisationen (MV, SE)

Für die Auswertung des Einflusses des Alters auf die Lebensqualität bei Trichotillomanie wurde die höchste Altersstufe (ab 50 Jahre) von der Analyse ausgeschlossen, da sie mit nur einem Fall unterrepräsentiert war. Deskriptiv sind die Werte der mGLQ und aller Skalen in der jüngsten Altersgruppe (bis 20 Jahre) am höchsten und fallen in den nachfolgenden Altersgruppen ab. In der zweiten (20 bis 29 Jahre) bis vierten Altersgruppe (40 bis 49 Jahre) ist für alle Werte ein Plateau zu erkennen, das sich durch geringe Schwankungen der Werte auszeichnet (

Abb. 36). Dieser Trend wird von der Korrelationsanalyse bestätigt. Alle Korrelationen sind negativ, im niedrigen Bereich von r = -0,118 (*Selbstvertrauen*) bis r = -0,193 (mGLQ) und nicht signifikant. Eine Ausnahme stellt die Skala *Emotionen* dar, die signifikant mit dem Alter korreliert (p = 0,013) und mit r = -0,348 einen mittelhohen Korrelationskoeffizienten erreicht (Tab. 22).

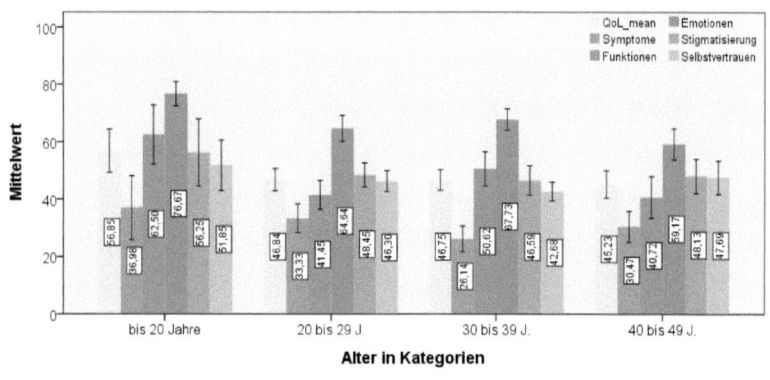

Abb. 36: mGLQ-Wert und LQ-Skalen-Werte für TTM getrennt nach Alter (MV, SE)

Tab. 22: Korrelationskoeffizienten des mGLQ-Wertes und der Skalenwerte mit der Ausprägungsstufe und dem Alter bei TTM

	Ausprägungsstufe	Alter
mGLQ	r = 0,322*	r = -0,193
Symptome	r = 0,13	r = -0,133
Funktionen	r = 0,325*	r = -0,143
Emotionen	r = 0,296*	r = -0,348
Stigmatisierung	r = 0,305*	r = -0,118

Selbstvertrauen	r = 0,234	r = -0,143

4 Diskussion

Alopezie ist eine Dermatose mit hoher Prävalenz und vielen klinisch unterschiedlichen Bildern, die trotz unterschiedlicher pathophysiologischer Ursachen stets zu einem Zustand der temporären oder permanenten Haarlosigkeit an der betroffenen Lokalisation führt. Sie betrifft Männer und Frauen gleichermaßen und kann sich in jedem Alter einschließlich der Kindheit manifestieren. Durch die hohe Bedeutung der Haare als soziales Kommunikationsorgan, kann Haarlosigkeit bei den Betroffenen zu massiven psychologischen Belastungen führen und so die Stimmung, den Lebensstil, die zwischenmenschliche Orientierung und auch die Leistungsmotivation negativ beeinflussen [9-11]. Da der Verlust der Kopfhaare jedoch kein vitales medizinisches Problem darstellt und im Vergleich mit anderen Dermatosen von den behandelnden Ärzten häufig primär als kosmetisches Problem eingestuft wird, erfahren Betroffene in der Praxis oftmals eine Bagatellisierung ihres Leidens, die über das Gefühl der Hilflosigkeit zu einer weiteren Erhöhung der emotionalen Belastung führen und so vorhandene psychologische Probleme verstärken kann [13; 14]. Neben einer Therapie des Haarausfalls, kommt deshalb der psychologischen Unterstützung durch den behandelnden Dermatologen eine herausragende Bedeutung zu [18]. Da jedoch zwischen dem klinischen Bild und dem subjektiven Krankheitserleben erhebliche Diskrepanzen auftreten können [19], sollten bei der Anamnese und Betreuung weitere Faktoren beachtet werden.

In der vorliegenden Arbeit ist deshalb der Einfluss der Alopezieform und möglicher aggravierender Faktoren auf das körperliche, psychische und soziale Befinden bei Alopeziepatienten untersucht worden. Die Basis für die Untersuchung stellt der validierte Hairdex-Fragebogen zur Erfassung der krankheitsbezogenen Lebensqualität bei Patienten mit Haarerkrankungen dar [19], der ergänzt wurde um einen demografischen Teil, zur Erfassung von Alter und Geschlecht und einen Teil zur Erfassung von Form und Ausprägung der Alopezie. Da die Untersuchung in Form einer anonymen Onlinebefragung durchgeführt wurde, konnte für die Diagnose der Alopezieform und –ausprägung ausschließlich auf die Angaben der Teilnehmer zurückgegriffen werden. Wie Studien von Littman und White sowie Taylor et al. zeigen, ist die Präzision bei der Selbsteinschätzung von Alopezien der von trainierten Experten zwar unterlegen, mit einer Übereinstimmungsrate von ca. 70% jedoch relativ hoch [239; 240]. Da die Selbsteinschätzung der Betroffenen in den genannten Studien höher war, als die der Experten, ist davon auszugehen, dass der Einfluss auf die Lebensqualität in der Praxis bereits bei geringeren Alopezieausprägungen vorhanden sein kann, wenn diese durch einen erfahrenen Dermatologen bewertet werden. Parallel ist ein möglicher Bias im Probandenkollektiv zu beachten, da bereits durch die für die Akquise notwendige Beschreibung des Projektes eine überproportionale Beteiligung von Betroffenen mit einer erhöhten Affinität zum Thema psychologische Störungen denkbar ist. Dieser Motivationsbias ist ein bekanntes Phänomen von offenen Onlinebefragungen, das sich bisher nicht umgehen lässt und dessen Einfluss auf die Ergebnisse bisher nicht abschließend geklärt ist [241]. Da webbasierte Befragungen trotz dieser möglichen Verzerrung in ihrer Präzision randomisierten Telefonbefragungen überlegen sind und deutlich höhere Rücklaufraten ausweisen als Briefbefragungen [242], ist jedoch nicht von einer grundsätzlichen Verletzung der Datenvalidität auszugehen.

Das Teilnehmerkollektiv weist eine für Onlinebefragungen typische Altersverteilung auf, die nicht dem Bevölkerungsdurchschnitt entspricht und junge Altersgruppen überrepräsentiert [221]. Dies gilt insbesondere für die männlichen Teilnehmer, bei denen 54% der Teilnehmer unter 30 Jahren alt sind. Die Altersverteilung der weiblichen Teilnehmer ist weitgehend symmetrisch. Auch die Geschlechtsverteilung ist mit einem Männeranteil von nur 27,6% nicht repräsentativ. Aufgrund der sehr geringen männlichen Teilnehmerzahlen war es für vernarbende Alopezien, traumatisch bedingte Alopezien und Trichotillomanie nicht möglich, geschlechtsspezifische Unterschiede in der Beeinflussung der Lebensqualität zu untersuchen. Bei ausreichender Teilnehmerzahl (n > 30) war die Ungleichverteilung jedoch aufgrund der rangbasierten statistischen Auswertung zu vernachlässigen und beeinflusst die Reliabilität der Analyse nicht. Gleiches gilt für kleine Fallzahlen in Subgruppen bei der Evaluation alters- und ausprägungsspezifischer Einflüsse auf die Lebensqualität.

4.1 Einfluss verschiedener Formen von Haarausfall auf die Lebensqualität

Die Ergebnisse der Untersuchung zum Einfluss von Haarausfall auf die Lebensqualität zeigen, dass mit mGLQ-Werten zwischen 36,3 und 48,4 alle untersuchten Alopezieformen einen deutlichen Einfluss auf die Lebensqualität haben und deutlich über dem normativen Wert für Patienten ohne Haut- oder Haarprobleme liegen [243]. Die Werte liegen auch über den vergleichbaren Skindex-Werten für Nagelerkrankungen [244], Keratinozytenkarzinome [245], chronische Urtikaria [246], Vitiligo [247], fokale Hyperhidrose [248], leichte Akne [249], chronische Handdermatitis [250] oder atopische Dermatitis [251] und sind am ehesten vergleichbar mit den Werten für mittelstarke bis starke Akne [252] und Psoriasis vulgaris [253]. Eine stärkere Beeinflussung der Lebensqualität konnte von Ortonne et al. bei Patienten mit Psoriasis capilliti [254] nachgewiesen werden (

Tab. 23).

Tab. 23: Übersicht der Skindex-Werte verschiedener Dermatosen

Dermatose	*mittlerer Skindex-Wert*
normative Stichprobe ohne Haut- oder Haarprobleme	8,7
Nagelerkrankungen	16,1
Keratinozytenkarzinome	16,3
chronische Urtikaria	22,0
Vitiligo	22,8
fokale Hyperhidrose	24,4
leichte bis mittelschwere Akne	28,2
chronische Handdermatitis	30,3
atopische Dermatitis	30,6
mittelschwere bis starke Akne	39,6
Psoriasis vulgaris	47,5
Psoriasis capilliti	51,5

Als Vergleichswerte für Alopezien können primär die von Schmidt et al. ebenfalls mittels Hairdex ermittelten Werte für Haarausfall mit weiblichem Muster und diffusen Haarausfall bei Frauen herangezogen werden [232]. Diese liegen je nach Ausprägungsstufe zwischen 16,5 und 42,8 und somit auf einem vergleichbaren Niveau bei einer höheren Spannweite. Da an der Studie von Schmidt et al. insgesamt nur 50 Frauen teilnahmen und teilweise Subgruppen aus nur drei Teilnehmerinnen bestanden, schwanken die Werte jedoch erheblich und sind nur begrenzt als Normwerte geeignet. Für Alopecia areata stehen des Weiteren Daten von Dubois et al. zur Verfügung [223]. Diese sind mit einem mittleren Skindex-Wert von 31,7 niedriger als die in dieser Studie ermittelten Daten. Mögliche Erklärungen für die Differenz könnte das kleinere Kollektiv (n = 60) in der Studie von Dubois et al. sowie der bereits diskutierte Motivationsbias sein.

Der höchste Einfluss auf die Lebensqualität konnte für vernarbende Alopezien und Trichotillomanie nachgewiesen werden. Die Belastung ist bei diesen Alopezien deutlich höher als bei allen anderen Alopezien und mit mittleren Hairdex-Werten von 48,4 bzw. 47,3 auch im Vergleich oberhalb der von Sampogna et al. ermittelten Belastung von Psoriasis-Patienten [253]. Der niedrigste Einfluss auf die Lebensqualität wurde für traumatisch bedingte Alopezie ermittelt, die mit einem Hairdex-Wert von 36,3 im Vergleich unterhalb der Belastung durch mittelschwere bis schwere Akne liegt [252]. Die Alopezien mit der höchsten Belastung (VA, TTM) und die Alopezie mit der niedrigsten Belastung (TA) unterscheiden sich höchstsignifikant ($p < 0{,}001$) voneinander. Androgenetische Alopezie bzw. Haarausfall mit weiblichem Muster und diffuser Haarausfall liegen mit Hairdex-Werten von 44,9 und 43,2 sehr dicht beieinander und unterscheiden sich nicht signifikant in ihrem Einfluss auf die Lebensqualität. Alopecia areata unterscheidet sich mit einem Hairdex-Wert von 40 hingegen hochsignifikant ($p < 0{,}01$) von den beiden zuvor genannten Alopezieformen. Diese Ergebnisse stimmen mit bereits publizierten Daten überein. So konnten auch Fischer et al. einen etwas höheren Einfluss von androgenetischer Alopezie bzw. Haarausfall mit weiblichem Muster gegenüber diffusem Haarausfall auf die Lebensqualität feststellen, untersuchten dieses Ergebnisse jedoch nicht auf signifikante Unterschiede [19]. Auch Cartwright et al. kamen in ihrer Untersuchung zum Einfluss von androgenetischer Alopezie bzw. Haarausfall mit weiblichem Muster und Alopecia areata zu dem Schluss, dass die Lebensqualität bei Alopecia androgenetica/Haarausfall mit weiblichem Muster signifikant niedriger ist [221]. Für

Trichotillomanie und vernarbende Alopezien sowie traumatisch bedingte Alopezien sind bisher keine vergleichenden Studien publiziert worden.

4.2 Einfluss von Haarausfall auf isolierte Lebensqualitätsskalen

Für ein umfassendes Verständnis der Beeinträchtigung der Lebensqualität durch Haarausfall ist es nötig, sich nicht nur am arithmetischen Mittel des Hairdex-Wertes zu orientieren, sondern auch die einzelnen Skalen, aus denen sich der Wert berechnet, zu untersuchen. Dabei zeigt sich, dass bei einer Gesamtbetrachtung aller untersuchten Alopezieformen die Einzelaspekte der Lebensqualität höchstsignifikant ($p < 0,001$) vom mGLQ-Wert abweichen. Besonders hoch ist der Wert der Skala *Emotionen*, die die Belastung durch negative Gefühle wie Frustration, Ärger oder Depressivität erfasst, und insgesamt 39% höher ist als der mGLQ-Wert. Mit der Skala *Selbstvertrauen* ist auch der zweithöchste Wert der psychischen Dimension zuzuordnen. Die Differenz zum mGLQ-Wert ist mit +8% jedoch deutlich geringer als bei der emotionalen Belastung. Eine eher mittlere Belastung geht von den Skalen *Stigmatisierung* und *Funktionen* aus, die Einflüsse auf das soziale Leben durch erlebte Stigmatisierung und die Beeinflussung der Funktion in alltäglichen Lebenssituationen erfassen. Von eher geringer Bedeutung ist die Beeinflussung der Skala *Symptome*, die von den Betroffenen subjektiv wahrgenommene Symptome, wie juckende oder schmerzende Kopfhaut, erfasst und 35% unter dem mGLQ-Wert liegt.

Die Beeinflussung der Lebensqualität durch Haarausfall erfolgt entsprechend der erhobenen Daten allgemein primär über psychische Dimensionen wie Gefühle und Selbstvertrauen. Die tatsächlich erfahrene Stigmatisierung bzw. die konkrete Sorge vor dieser, wie auch die tatsächliche Beeinflussung in Alltagssituationen, ist hingegen deutlich geringer. Da Alopezien im Allgemeinen schmerzfrei und ohne weitere physische Beschwerden verlaufen, spielt die Beeinflussung der Lebensqualität durch krankheitsspezifische Symptome nur eine untergeordnete Rolle. Diese Ergebnisse werden durch verschiedene Studien zu einzelnen Alopezieformen bestätigt. So kommen Dubois et al. in ihrer Studie zu Alopecia areata [223] sowie Ferraz et al. in ihrer Studie zum Einfluss der Alopezie bei Lupus erythematosis [224] zu einem übereinstimmenden Ergebnis.

Auch Diefenbach et al. kommen in ihrer Studie zum Einfluss von Trichotillomanie auf die Lebensqualität, die aufgrund des eher qualitativen Ansatzes nicht direkt korrelierbar ist, zu vergleichbaren Ergebnissen [211]. Eine überwiegende Übereinstimmung gibt es auch mit den Ergebnissen der Studie von Fischer et al., die in ihrer Untersuchung jedoch einen höheren Einfluss durch krankheitsbedingte Symptome bei Haarausfall mit weiblichem Muster und diffusem Haarausfall ausmachten [19]. Abweichend von den Ergebnissen der vorliegenden Studie, maßen sie einen Einfluss der *Symptome*-Skala oberhalb der Skalen *Stigmatisierung* und *Funktionen*.

4.2.1 Einfluss von Haarausfall auf die Lebensqualitätsskala *Symptome*

Die sechs untersuchten Alopezieformen unterscheiden sich erheblich in ihrer Pathophysiologie und gehen entsprechend mit teilweise sehr unterschiedlichen Symptomen einher. Abgesehen vom symptomatischen, durch das Haarausfallmuster geprägten klinischen Bild, treten teilweise noch weitere, unter Umständen ausschließlich subjektive, Symptome auf. So gehen primäre vernarbende Alopezien häufig einher mit erhöhter Empfindlichkeit, Schmerzen, Brennen, Pruritus, Rötungen und/oder Hyperkeratosen [164]. Häufige Symptome traumatisch bedingter Alopezien können in der Anfangsphase Schmerzen, Schwellungen, Erythembildung oder erhöhte Empfindlichkeit sein [184]. Auch bei Alopecia areata kann es zu leichter Erythembildung und Juckreiz kommen [126] und bei Trichotillomanie ist der Schmerz beim Ausreißen der Haare ubiquitär und kann Teil der sensorischen Motivation sein [255]. Für androgenetische Alopezie, Haarausfall mit weiblichem Muster oder diffusen Haarausfall sind keine begleitenden Symptome beschrieben, können jedoch trotzdem von Betroffenen subjektiv empfunden werden.

Die Lebensqualitätsskala *Symptome* des Hairdex-Fragebogens erfasst die von den Betroffenen objektiv und subjektiv wahrgenommenen Symptome, wie juckende, brennende, blutende oder schmerzende Kopfhaut oder empfindliche Haare. Wie bereits im Kapitel 4.2 erwähnt, haben die begleitenden Symptome insgesamt nur einen geringen Einfluss auf die Lebensqualität bei Haarausfall. Isoliert für die verschiedenen Alopezien betrachtet, zeigt sich jedoch ein eher heterogenes und auf den ersten Blick nicht plausibles Bild. So errechnet sich zwar der Symptomatik entsprechend für die vernarbenden

Alopezien der mit Abstand höchste Wert, jedoch direkt gefolgt von den objektiv symptomfreien diffusen Alopezien. An dritter und vierter Stelle folgen die objektiv symptombehaftete Trichotillomanie und die asymptomatische androgenetische Alopezie respektive Haarausfall mit weiblichem Muster. Mit signifikantem Abstand ($p < 0,05$) zu den anderen Alopezieformen finden sich auf den letzten Plätzen die traumatisch bedingte Alopezie und Alopecia areata.

Die direkte Vergleichbarkeit dieser Rangfolge mit anderen Studien ist begrenzt, da bei asymptotischen Alopezien weitgehend a priori auf die Abfrage des Einflusses durch nichtpsychische Symptome verzichtet wurde. Die Ergebnisse stehen jedoch im Einklang mit den Daten von Dubois et al., die bei Patienten mit Alopecia areata nur einen sehr geringen Einfluss auf die Lebensqualität durch krankheitsspezifische Symptome feststellen konnten [223]. Dieser war in ihrer Studie signifikant niedriger als bei Patienten mit atopischer Dermatitis oder Neurofibromatose Typ 1 und entsprach dem Niveau des untersuchten Kontrollkollektivs ohne Dermatose. Auch Güleç et al. ermittelten in ihrer Studie keine Beeinflussung der Lebensqualität bei Alopecia-areata-Patienten durch schmerzhafte Krankheitssymptome, oberhalb der des Kontrollkollektivs. Die erhöhten Werte für Trichotillomanie bestätigen die Ergebnisse von Diefenbach et al., die ermittelten, dass 64,3% der Betroffenen permanent eine negative Beeinflussung ihrer Lebensqualität durch krankheitsbedingte Symptome erfahren [211]. Zum Einfluss der Schmerzsymptome bei vernarbenden Alopezien liegt eine interessante Studie der Gruppe um Ferraz vor. In dieser wird bei Patienten mit Lupus erythematodes zwar der starke Einfluss der Symptome auf die Lebensqualität bestätigt, dieser unterscheidet sich jedoch bei Patienten mit Alopezie nicht von denen ohne [224]. In leichtem Widerspruch zu den Ergebnissen der vorliegenden Untersuchung stehen die Ergebnisse von Fischer et al., die in ihrer Studie zu dem Schluss kommen, dass die symptomatische Belastung bei Haarausfall mit weiblichem Muster etwas höher ist als bei diffusem Haarausfall [19]. Da diese Differenz statistisch nicht auf signifikante Unterschiede überprüft wurde, ist ihre Bewertung jedoch schwierig. Zum Einfluss begleitender Symptome auf die Lebensqualität bei traumatisch bedingter Haarlosigkeit liegen keine publizierten Studien vor.

Zusammenfassend lässt sich festhalten, dass objektive und subjektive Symptome in ähnlichem Maße bei Alopezien die Lebensqualität beeinflussen können. Dies können wie im Fall von Trichotillomanie klinisch nachvollziehbare Phänomene wie eine gereizte, juckende Kopfhaut oder wie im Fall von diffusem Haarausfall auch das schwer fassbare Symptom ‚*empfindliche Haare*' sein. Einen Sonderfall stellen die vernarbenden Alopezien dar, deren Begleitsymptome die Lebensqualität besonders stark beeinflussen, bei denen aber zumindest für die Autoimmunerkrankung Lupus erythematodes nicht klar getrennt werden kann, zwischen Symptomen, die tatsächlich auf die Alopezie zurückzuführen sind, und allgemeinen Symptomen.

4.2.2 Einfluss von Haarausfall auf die Lebensqualitätsskala *Funktionen*

Die Lebensqualitätsskala *Funktionen* charakterisiert die Beeinflussung der alltäglichen privaten und öffentlichen Lebenssituation und erfasst damit sowohl Freizeit- als auch Arbeitsaktivitäten. Da diese wichtigen Bereiche des Soziallebens primär durch den Kontakt mit anderen Menschen geprägt sind, ist die Skala ein wichtiger Indikator für die soziale Isolation des Betroffenen und die Wahrnehmung seiner Erkrankung durch andere.

Die Skala *Funktionen* hat für alle untersuchten Alopezien zusammen nur einen mittelstarken Einfluss auf die Lebensqualität. Bei Einzelanalyse zeigt sich jedoch, dass einige Formen des Haarausfalls besonders stark zu Einschränkungen im Sozialleben führen. Dies zeigt sich besonders deutlich bei der Trichotillomanie, die hier einen deutlichen höheren Wert hat, als die anderen untersuchten Alopezieformen. Des Weiteren zeigen die Daten, dass auch vernarbende Alopezien und anlagebedingter Haarausfall mit einer erheblichen Beeinträchtigung des Soziallebens einhergehen können. Etwas niedriger ist die Beeinflussung durch Alopecia areata und traumatisch bedingte Alopezien. Die geringste Beeinflussung der Funktion der alltäglichen und privaten Lebenssituation wird durch diffusen Haarausfall ausgelöst. Signifikante Unterschiede ($p < 0,05$) bestehen dabei jeweils zwischen Trichotillomanie und diffusem Haarausfall bzw. Alopecia areata sowie zwischen diffusem Haarausfall und androgenetischer Alopezie respektive Haarausfall mit weiblichem Muster bzw. Alopecia areata.

Die besonders hohe Beeinflussung des Soziallebens durch Trichotillomanie überrascht nicht. Da dieser Alopezieform keine pathophysiologische Ursache zugrunde liegt und sie stattdessen eine psychisch motivierte Zwangshandlung darstellt, ist der Wunsch, die Alopezie vor anderen zu verstecken, besonders ausgeprägt. Casati et al. fanden bei ihren Befragungen heraus, dass der Prozentsatz derer, die probieren ihre Alopezie geheim zu halten, bei von Trichotillomanie Betroffenen mit 100% deutlich höher ist [256] als bei anderen Alopezieformen [17]. Gerade der Wunsch, dass die Alopezie nicht entdeckt wird, führt jedoch zu deutlichen Einschränkungen im Sozialleben, da Freizeitaktivitäten wie z.B. Schwimmen oder bestimmte Tätigkeiten nicht oder nur eingeschränkt möglich sind.

Eine starke Einschränkung des Soziallebens, wie sie in der vorliegenden Arbeit für vernarbenden Alopezien ermittelt wurde, ist auch für Patienten mit Lupus erythematodes beschrieben. Bale et al. erfuhren in qualitativen Interviews mit Betroffenen, dass diese ausgeprägte Ängste bzgl. ihrer Wahrnehmung im privaten und beruflichen Umfeld haben und deshalb oftmals einen erheblichen zeitlichen Aufwand darauf verwenden, ihre Krankheit durch aufwendiges Stylen der Haare und Kosmetik zu verbergen. Gelingt dies nicht oder entspricht auch das gestylte Äußere nicht mehr der Persönlichkeit, kommt es zu einer zunehmenden sozialen Isolation im beruflichen und privaten Umfeld [257].

Angesichts der hohen Prävalenz von androgenetischer Alopezie bzw. Haarausfall mit weiblichem Muster überrascht es, dass diese Alopezieform sich in der Beeinflussung der sozialen Funktion nur geringfügig vom vernarbenden Haarausfall unterscheidet. Dieser starke Einfluss konnte bereits in anderen Studien belegt, jedoch nicht abschließend erklärt werden [9; 220; 225]. Die Analyse der einzelnen Items der vorliegenden Studie zeigt nun, dass es weniger zu einer tatsächlichen Beeinflussung der sozialen Aktivitäten, wie bei den vernarbenden Alopezien, als vielmehr zu einer empfundenen Beeinflussung kommt (siehe Anhang A-8). Dies wird besonders durch das Item „Der Zustand meiner Haare beeinträchtigt mein gesellschaftliches und soziales Leben" verdeutlicht, das bei keiner Alopezieform einen höheren Wert erreicht. Die Werte der Items, die konkrete Änderungen des Verhaltens abfragen, wie „Ich verkehre wegen des Zustands meiner Haut weniger mit anderen Leuten", sind hingegen eher niedrig.

Alopecia areata, traumatisch bedingte Alopezien und diffuser Haarausfall beeinflussen private und öffentliche Lebenssituationen weniger stark, als die zuvor genannten Alopezieformen. Der relativ niedrige Einfluss von Alopecia areata und diffusem Haarausfall auf das Sozialleben deckt sich dabei mit den Ergebnissen von Dubois et al. sowie Fischer et al. [223; 232]. Da bei beiden Alopezieformen die Verteilung der Items innerhalb der Skala *Funktionen* unauffällig ist und psychosoziale Vergleichsstudien mit anderen Alopezieformen ausstehen, kann eine Erklärung für dieses Phänomen nur spekulativ erfolgen. Denkbar ist, dass die bei beiden Alopezieformen mögliche Remission eine bedeutende Rolle spielt und die Option der Normalisierung des Haarwuchses zu einer abgemilderten Beeinflussung des Soziallebens führt. Im Widerspruch dazu steht die niedrige Beeinflussung der Funktionen in privaten und öffentlichen Lebenssituation durch eine traumatisch bedingte Alopezie. Da diese Alopezien stets irreversibel sind, muss für sie eine andere Begründung Gültigkeit haben. Neben einem psychosozialen Phänomen könnte eine mögliche Erklärung auch in der vergleichsweise kleinen Stichprobe liegen.

Zusammenfassend lässt sich festhalten, dass alle Alopezien das private und öffentliche Sozialleben massiv beeinflussen können. Besonders ausgeprägt ist diese Beeinflussung jedoch bei Trichotillomanie-Patienten, die noch stärker als andere Alopezie-Betroffene motiviert sind ihre Erkrankung zu verbergen und deshalb starke Einschränkungen im Sozialverhalten entwickeln. Während die ebenfalls hohe Belastung der alltäglichen Lebenssituation bei vernarbenden Alopezien auf konkrete Veränderungen des Verhaltens mit zunehmender sozialer Isolation zurückzuführen ist, ist die ermittelte Belastung bei androgenetischer Alopezie bzw. Haarausfall mit weiblichem Muster eher subjektiv und geht nur begrenzt mit Verhaltensänderungen einher. Alopecia areata, traumatisch bedingte Alopezien sowie diffuser Haarausfall beeinflussen das Sozialleben der Betroffenen weniger stark, als die zuvor genannten Alopezieformen.

4.2.3 Einfluss von Haarausfall auf die Lebensqualitätsskala *Emotionen*

Den mit Abstand größten Einfluss auf die Lebensqualität bei Alopezie-Patienten hat die emotionale Belastung. Negative Gefühle wie Frustration, Ärger, Depressivität, Scham, Angst, Wut oder Reizbarkeit können bei den Betroffenen massiven emotionalen Stress auslösen und so die psychische Kondition negativ beeinflussen. Bei einer psychophysiologischen Störung kann es darüber hinaus auch zu einer Verschlechterung des Krankheitsbildes durch emotionalen Stress kommen, wie es z.b. für Alopecia areata wiederholt beschrieben wurde [200; 258]. Eine Sonderrolle nimmt in dieser Kategorie die auf eine Störung der Impulskontrolle zurückzuführende Trichotillomanie ein. Sie zählt zu den Dermatosen mit primär psychischer Genese, bei denen die psychische Störung im Vordergrund und die somatischen Befunde sekundär hinzukommen [259]. Da die Symptome der Erkrankung wiederum zu einer Erhöhung der emotionalen Stressbelastung führen können, kann so ein sich verstärkender Kreislauf entstehen [260].

Die untersuchten Alopezien lassen sich bzgl. der Stärke der emotionalen Belastung in drei Stufen einteilen. Die Stufe mit der höchsten Belastung umfasst die androgenetische Alopezie bzw. Haarausfall mit weiblichem Muster, diffusen Haarausfall, vernarbende Alopezien und Trichotillomanie. Die Werte auf der Skala *Emotionen* liegen für diese Alopezien mit 62,36 (AGA/FPHL) bis 64,9 (TTM) sehr dicht beieinander und unterscheiden sich nicht signifikant ($p > 0,05$). Die zweite Stufe stellt, mit einem Wert von 54,35 auf der Skala *Emotionen,* die Alopecia areata dar. Sie unterscheidet sich signifikant ($p < 0,05$) von allen anderen Alopezien. Die letzte und niedrigste Stufe stellen die traumatisch bedingten Alopezien dar, die sich mit einem Wert von 42,73 höchstsignifikant ($p < 0,001$) von allen anderen Alopezien unterscheiden.

Die stufenweise Gruppierung der Alopezieformen ist ein überraschendes Ergebnis, da die Alopezien mit der höchsten emotionalen Beeinflussung sich sowohl klinisch als auch pathophysiologisch sehr unterschiedlich präsentieren. Die starke emotionale Beeinflussung ist zwar für alle Alopezieformen in dieser Gruppe einzeln belegt [19; 211; 220; 224], die geringe Differenz der Werte und die Asignifikanz zwischen den Alopezieformen ist jedoch eine neue Erkenntnis. Eine Analyse der einzelnen Items zeigt, dass die emotionale Belastung bei Alopezien in dieser Gruppe primär auf die Sorge um eine Progression der Erkrankung sowie Frust und nervliche Anspannung über den Zustand der Haare zurückzuführen ist. Als vierter bedeutender Faktor kommt bei vernarbenden Alopezien die Befürchtung hinzu, dass mit den Haaren etwas ernsthaftes sein könnte (siehe Anhang A-27). Bei der psychophysiologischen Trichotillomanie hat dieser Faktor, bedingt durch die Kenntnis der verursachenden Noxe, hingegen nur eine untergeordnete Bedeutung. Hier stellt das Empfinden von Scham für die selbst verursachte Alopezie neben der Frustration über den Zustand der Haare den Hauptfaktor für die hohe emotionale Belastung dar (siehe Anhang A-39).

Der sehr große und höchstsignifikante Unterschied ($p < 0,001$) zwischen vernarbenden Alopezien und traumatisch bedingten Alopezien, die beide irreversibel sind und sich klinisch ähnlich manifestieren, erscheint auf den ersten Blick wenig plausibel. Da bisher keine Daten zum Einfluss von traumatisch bedingten Alopezien auf die Lebensqualität publiziert wurden, ist eine Verifizierung der Datenplausibilität nicht möglich und ein mögliches Artefakt nicht per se auszuschließen. Die Einzelbetrachtung der Items der Skala *Emotionen* weist jedoch darauf hin, dass es durchaus bedeutende Unterschiede in der Beeinflussung der Lebensqualität bei diesen Alopezieformen geben könnte. Abweichend von den vernarbenden Alopezien, sind die Sorge um die Progression des Haarausfalls und die Sorge, dass mit den Haaren etwas Ernstes sein könnte, bei den traumatisch bedingten Alopezien nur von sehr geringer Bedeutung. Die Werte der beiden Items sind mit 40 und 33,75 um mehr als 50% niedriger als bei den vernarbenden Alopezien und reduzieren den Mittelwert der *Emotionen*-Skala erheblich (siehe Anhang A-33). Die klare und abgeschlossene pathophysiologische Ursache der Alopezie könnte hier also zu einer erheblichen Reduzierung der Belastung bei traumatisch bedingten Alopezien führen. Umgekehrt könnte die besonders hohe emotionale Belastung der Lebensqualität bei vernarbenden Alopezien zurückzuführen sein auf die stete Sorge der Betroffenen, dass der Haarausfall pars pro toto für eine systemische Erkrankung steht bzw. mit einer Verschlechterung des Gesamtzustandes einher geht.

Die emotionale Belastung von Alopecia-areata-Patienten stellt, wie auch die Belastung bei traumatischen Alopezien, eine eigene Stufe dar, die sich signifikant ($p < 0,05$) von den anderen unterscheidet. Mit einem Wert von 54,35, der leicht über dem von Dubois et al. ermittelten Wert von 48,9 liegt [223], ist die emotionale Belastung zwar signifikant niedriger als bei allen anderen untersuchten Alopezien mit Ausnahme der traumatischen Alopezien, jedoch immer noch auf einem sehr hohen Niveau. Die Daten unterstreichen die von Colón et al. sowie Koo et al. ermittelten Ergebnisse zur Prävalenz psychischer Störungen bei Alopecia-areata-Patienten. Beide Arbeitsgruppen ermittelten übereinstimmend ein erhöhtes Maß an Angstzuständen und depressiven Affektstörungen bei den Betroffenen [258; 261]. Diese Ergebnisse zusammen zeichnen ein deutliches Bild des massiven Einflusses von Alopecia areata auf die Lebensqualität und die Psyche. Eine mögliche Erklärung dafür, dass die Beeinflussung trotzdem niedriger als bei anderen Alopezieformen ausfällt, stellt die potentielle Reversibilität der Krankheit in Verbindung mit einer hohen Aufklärungsrate dar. Abweichend von den auch reversiblen diffusen Alopezien ist die Diagnose bei Alopecia areata überwiegend eindeutig und die Verunsicherung bei den Betroffenen entsprechend niedriger. Hinzu kommt ein hoher Organisationsgrad in Selbsthilfegruppen, über den Betroffene sich umfassend informieren und austauschen können. Ein Indiz für diese These sind die deutlich niedrigeren Werte der Items, die die Sorge erfassen, dass etwas Ernsthaftes mit den Haaren sein könnte sowie die Angst, dass sich der Haarausfall verschlimmern könnte (siehe Anhang A-21).

Die emotionale Belastung hat den mit Abstand größten Einfluss auf die Lebensqualität bei Alopezie-Betroffenen. Dies betrifft in besonderem Maße Patienten mit androgenetischer Alopezie respektive Haarausfall mit weiblichem Muster, vernarbender oder diffuser Alopezie sowie mit Trichotillomanie. Diese vier Alopezieformen unterscheiden sich nicht in der Stärke der emotionalen Belastung, haben jedoch teilweise unterschiedliche Belastungsprofile. Neben der Sorge um eine Progression der Erkrankung sowie Frust und nervliche Anspannung über den Zustand der Haare, die bei allen vier Alopezieformen in gleichem Maß ausgeprägt ist, kommt bei vernarbenden Alopezien die Befürchtung hinzu, dass mit den Haaren etwas Ernsthaftes sein könnte. Bei Trichotillomanie stellt das Empfinden von Scham für die selbst verursachte Alopezie neben der Frustration über den Zustand der Haare den Hauptfaktor für die hohe emotionale Belastung dar. Auch bei Alopecia-areata-Patienten ist die emotionale Belastung auf einem hohen Niveau, unterscheidet sich jedoch signifikant von den zuvor genannten Alopezien. Zurückzuführen ist dieser Effekt vermutlich auf die Kombination aus potentieller Reversibilität der Krankheit und einer hohen Aufklärungsrate der Betroffenen. Die geringste, wenn auch immer noch hohe, emotionale Belastung erfahren Patienten mit traumatischer Alopezie. Dieser Effekt ist vermutlich zurückzuführen auf die klare und abgeschlossene pathophysiologische Ursache der Alopezie.

4.2.4 Einfluss von Haarausfall auf die Lebensqualitätsskala *Stigmatisierung*

Unter Stigmatisierung wird allgemein die soziale Diskriminierung aufgrund einer unerwünschten Andersheit gegenüber dem was erwartet bzw. als normal empfunden wird verstanden. Das Stigma überdeckt dabei die normale Wahrnehmung und führt zur Zuschreibung von abwertenden Merkmalen und Eigenschaften, einhergehend mit einer negativen Stereotypisierung und diskriminierendem Verhalten [262]. Die erfahrene Zurückweisung kann bei den Betroffenen zu einer Erhöhung des Schamgefühls führen, das Selbstbewusstsein negativ beeinflussen und den Handlungsfreiraum negativ beeinflussen [263; 264]. Die Hairdex-Skala *Stigmatisierung* erfasst sowohl Einflüsse auf das soziale Leben durch erlebte Stigmatisierung, die zurückzuführen sind auf den Haarausfall, als auch Angst vor der Ablehnung durch andere. Da diese Skala eine Hairdex-spezifische Weiterentwicklung darstellt, die nicht im Skindex-Fragebogen vorkommt, liegen nur sehr wenige mögliche Vergleichsdaten vor.

Alle untersuchten Alopezieformen beeinflussen die Lebensqualität der Betroffenen durch Stigmatisierung bzw. die Angst vor dieser in einem erheblichen Maß. Besonders stark ist die Beeinflussung bei Trichotillomanie, vernarbenden Alopezien, Alopecia areata sowie androgenetischer Alopezie bzw. Haarausfall mit weiblichem Muster. Etwas weniger stark ist die Stigmatisierung bei diffusem Haarausfall und traumatischen Alopezien, die mit den Werten 39,09 und 39,27 sehr dicht beieinander liegen. Zwischen den Alopezien der ersten Stufe sowie zwischen den Alopezien der zweiten Stufe bestehen gruppenintern keine signifikanten Unterschiede. Bis auf wenige Ausnahmen (Alopecia androgenetica vs. traumatische Alopezien sowie vernarbende Alopezien vs. traumatische Alopezien) bestehen jedoch zwischen den Stufen signifikante Unterschiede ($p < 0,05$). Die ermittelte stärkere Beeinflussung durch androgenetische Alopezie bzw. Haarausfall mit weiblichem Muster im Vergleich zu diffusem Haarausfall deckt sich mit den Ergebnissen von Fischer et al. [19]. Eine mögliche Erklärung für die weniger starke Stigmatisierung lässt sich aus der Arbeit von Rosman ableiten [265]. Sie fand bei der Befragung von Patienten mit chemisch induziertem diffusem Haarausfall heraus, dass diese durch die Sichtbarkeit ihrer Alopezie zwar grundsätzlich einer Stigmatisierung ausgesetzt sind, diese jedoch durch verschiedene Strategien teilweise umgehen. Neben einer Gruppe, die die Haarlosigkeit tarnt und versteckt, fand Rosman auch eine zweite Gruppe, die ihre Haarlosigkeit bewusst banalisiert oder provozierend inszeniert.

Durch die implizierte Akzeptanz der Alopezie bei dieser Strategie reduziert sich auch die Projektionsfläche für eine gefühlte oder tatsächliche Stigmatisierung. Ob diese Strategie auch bei einer diffusen Alopezie mit unbekannter oder unklarer Noxe funktioniert, ist aufgrund der fehlenden Daten ungewiss.

Da für die verbleibenden Alopezieformen keine Vergleichsdaten zur Stigmatisierung vorliegen, ist eine verifizierende Diskussion der Daten bisher nicht möglich. Die Analogie der Ergebnisse der Skalen *Stigmatisierung* und *Emotionen* für Trichotillomanie sowie vernarbende Alopezien sprechen jedoch für eine hohe Interdependenz dieser Skalen. Die Einzelanalyse der Items zeigt, dass die hohen Werte der Skala *Stigmatisierung* für die beiden Alopezieformen wie bereits bei der Skala *Emotionen* sehr unterschiedlich bedingt sind. Während sich der hohe Wert bei vernarbenden Alopezien primär aus der ausgeprägten Sorge um eine mögliche Entstellung durch Progression des Haarausfalls zusammensetzt (siehe Anhang A-28), dominieren bei Trichotillomanie die Items, die bereits auf eine Beeinflussung der Psyche durch empfundene Stigmatisierung schließen lassen, wie z.b. der Verzicht auf Friseurbesuche oder die Vermeidung öffentlicher Orte wie Bus, Kino oder Theater (siehe Anhang A-240).

Alopecia androgenetica respektive Haarausfall mit weiblichem Muster und Alopecia areata zeigen ein ähnliches Belastungsprofil durch Stigmatisierung (siehe Anhang A-10/A-22). Ein deutlicher Unterschied zeigt sich hier lediglich bei jenem Item, welches die Regelmäßigkeit von Friseurbesuchen erfasst. Es ist jedoch nicht zwingend auf ein Stigmatisierungsphänomen zurückzuführen, dass dieses Item bei Alopecia-areata-Patienten deutlich erhöht ist. Eine mögliche Begründung könnte auch die nichtvorhandene Notwendigkeit von Friseurbesuchen bei Alopecia areata universalis und totalis sowie das sehr verbreitete Tragen von Perücken und Haarteilen bei Patienten mit kreisrundem Haarausfall sein [266].

Die vergleichsweise niedrige Belastung durch Stigmatisierung bei Patienten mit traumatischer Alopezie ist überraschend, da diese Alopezieform bei geringer Prävalenz häufig mit einer deutlichen klinischen Sichtbarkeit einhergeht. Einen Hinweis darauf, warum die Belastung niedriger als bei den anderen Alopezieformen ist, gibt die Einzelanalyse der Items. Sie zeigt, dass die Gewissheit, dass es zu keiner weiterführenden Entstellung durch eine Progression des Haarausfalls kommen kann, maßgeblich den Wert der Skala

Stigmatisierung beeinflusst. Ein weiterer wichtiger Faktor ist, dass die Betroffenen nur sehr selten Opfer einer Verspottung durch andere sind (siehe Anhang A-34). Warum dies so ist, kann aus den Daten dieser Studie nicht abgeleitet werden. Eine mögliche These ist, dass es im Rahmen der traumatischen Verletzung häufig auch zur Schädigung anderer Körperteile neben dem Capillitium gekommen ist und diese von anderen als Unfallverletzungen eingeordnet werden können und somit ein erhöhtes Maß an Verständnis auslösen.

Zusammenfassend lässt sich festhalten, dass bei allen untersuchten Formen von Haarausfall die Stigmatisierung einen erheblichen Einfluss auf die Lebensqualität hat. Primär betroffen sind Patienten mit Trichotillomanie, vernarbenden Alopezien, Alopecia areata sowie androgenetischer Alopezie bzw. Haarausfall mit weiblichem Muster. Trotz ähnlicher Werte unterscheidet sich die Form der Belastung durch Stigmatisierung bei den verschiedenen Alopezien erheblich. Während bei Trichotillomanie die Angst vor Stigmatisierung zur Vermeidung öffentlicher Orte führt, belastet bei vernarbenden Alopezien primär die Sorge um eine mögliche Entstellung durch Progression des Haarausfalls. Auch für diffusen Haarausfall sowie Alopecia androgenetica und areata stellt die Sorge um das Fortschreiten und die damit verbundene erhöhte Sichtbarkeit der Alopezie die primäre Belastung dar. Bei traumatisch bedingten Alopezien wirkt die Gewissheit, dass der Zustand der Alopezie nicht weiter voranschreitet, entlastend und führt zum niedrigsten Wert auf der Stigmatisierungsskala.

4.2.5 Einfluss von Haarausfall auf die Lebensqualitätsskala *Selbstvertrauen*

Selbstvertrauen ist ein weitverbreitetes Konstrukt, das nah verwandt mit dem Begriff des Selbstkonzeptes ist. Es setzt sich zusammen aus dem Gefühl von Stärke und Kompetenz, das abgeleitet ist aus dem Feedback auf eigene Aktionen und Tätigkeiten [267]. Ein ausgeprägtes Selbstvertrauen geht einher mit einer positiven Beurteilung der eigenen Leistungsfähigkeit und einer optimistischen und angstfreien Einschätzung der zukünftigen Entwicklung. Umgekehrt kann eine Störung des Selbstvertrauens zu Zweifeln an den eigenen Fähigkeiten und einer negativen Einschätzung der Zukunftsperspektive führen. Eine anhaltende Beeinflussung kann zur Störung von Selbstbild und Identität

[200] sowie zum Rückzug aus der Öffentlichkeit und zur sozialen Isolation führen [257; 268].

Der Einfluss aller untersuchten Alopezieformen auf das Selbstvertrauen der Betroffenen ist sehr hoch. Insgesamt stellt die Skala *Selbstvertrauen* nach der Skala *Emotionen* die zweithöchste Beeinflussung der Lebensqualität dar. Besonders hohe Werte konnten dabei für vernarbende Alopezien und androgenetische Alopezie bzw. Haarausfall mit weiblichem Muster ermittelt werden, gefolgt von diffusem Haarausfall und Trichotillomanie. Der geringste Einfluss auf das Selbstvertrauen wurde für Alopecia areata und traumatisch bedingte Alopezien ermittelt. Während sich die genannten Paarungen nicht signifikant voneinander unterscheiden, bestehen mit wenigen Ausnahmen zwischen den verschiedenen Alopezieformen signifikante Unterschiede.

Da dies die erste objektive Untersuchung zum Einfluss vernarbender Alopezien auf das Selbstvertrauen darstellt, stehen Vergleichswerte noch aus. Sowohl Ferraz et al. als auch Hale et al. weisen in ihren Arbeiten jedoch bereits auf den massiven Einfluss von Lupus erythematodes auf das Selbstvertrauen hin [224; 257], belegen dies jedoch nicht mit objektiven Daten. Ferraz et al. messen speziell der Alopezie eine erhebliche zusätzliche Bedeutung bei der Beeinflussung des Selbstwerts und Selbstbewusstseins der Betroffenen bei. Die Einzelauswertung der Items der vorliegenden Studie zeigt, dass die Beeinflussung primär über ein Gefühl der Hilflosigkeit und des Ausgeliefertseins erfolgt. Verstärkend kommen das Empfinden von Unverständnis durch andere sowie das Gefühl mangelnder Beachtung durch die behandelnden Ärzte hinzu. In den genannten Punkten sind die Werte teilweise deutlich höher als bei den anderen untersuchten Alopezien (siehe Anhang A-29).

Zum Einfluss von androgenetischer Alopecia bzw. Haarausfall mit weiblichem Muster auf das Selbstvertrauen der Betroffenen wurden diverse Studien mit teilweise widersprüchlichen Ergebnissen publiziert. So konnten van der Donk et al. und Cash in ihren ersten Untersuchungen keinen von der Kontrollgruppe abweichenden Einfluss auf das Selbstvertrauen nachweisen [219; 225]. Diese Ergebnisse stehen jedoch nicht nur im Widerspruch zu den Ergebnissen der vorliegenden Studie, sondern auch zu späteren Studien der gleichen Autoren [17; 220]. Ein starker Einfluss von androgenetischer Alopezie auf das Selbstvertrauen wurde des Weiteren auch von Wells et al. nachgewiesen

[269]. Ein direkter Vergleich der vorliegenden Daten ist mit der ebenfalls auf dem Hairdex-Fragebogen beruhenden Studie von Schmidt et al. möglich. Die dort ermittelten Werte sind insgesamt zwar etwas niedriger, die Skala *Selbstvertrauen* stellt jedoch, wie auch in dieser Studie, den zweithöchsten Einflussfaktor auf die Lebensqualität dar [232]. Die Analyse der Items zeigt, dass, abweichend vom Beeinflussungsprofil bei vernarbenden Alopezien, die negative Beeinflussung des Selbstvertrauens bei androgenetischer Alopezie bzw. Haarausfall mit weiblichem Muster vermehrt durch Verunsicherung und die Sorge vor Zuschreibung negativer Charaktereigenschaften durch andere erfolgt (siehe Anhang A-11). Die Betroffenen fürchten, dass sie durch den Haarverlust älter aussehen und ihnen daher auch weniger Leistung zugetraut wird.

Zum Einfluss von diffusem Haarausfall auf das Selbstvertrauen liegen diverse Studien mit Patienten vor, deren Alopezie im Rahmen einer Chemotherapie induziert wurde [270-272]. Diese zeigen deutlich, dass die mit der Therapie einhergehende Alopezie trotz der klaren Reversibilität das Selbstvertrauen der Betroffenen massiv beeinflusst. An einer Studie von Schmidt et al. nahmen, neben Frauen mit Haarausfall mit weiblichem Muster, Frauen mit diffusem Haarausfall ohne klar diagnostizierte Noxe teil [232]. Die Ergebnisse dieser Studie zeigen, dass beide Alopezieformen das Selbstvertrauen stark beeinflussen, der Einfluss der diffusen Alopezie jedoch geringer ist als bei Haarausfall mit weiblichem Muster und auch innerhalb der untersuchten Skalen eine geringere Bedeutung hat. Die Ergebnisse bestätigen damit die Daten der vorliegenden Studie. Die Einzelanalyse der Items zeigt, dass neben der Unzufriedenheit mit dem Zustand der Haare und der Hilflosigkeit, diesen nicht ändern zu können, insbesondere auch die Bagatellisierung durch den behandelnden Arzt einen entscheidenden Einfluss auf das Selbstbewusstsein haben (siehe Anhang A-17).

Der in dieser Studie ermittelte Wert der Skala *Selbstvertrauen* bei Patienten mit Trichotillomanie überrascht, da Zwangskrankheiten häufig mit einer Störung des Selbstvertrauens einhergehen [200]. Der Wert ist mit 46,19 niedriger als die Werte für vernarbende Alopezien, Alopecia androgenetica oder diffusen Haarausfall. Ein direkter Abgleich dieses Wertes mit anderen Studien ist aufgrund der Verwendung unterschiedlicher Fragebögen nicht möglich und auch vergleichende Studien, in denen neben Trichotillomanie andere Alopezieformen auf ihren Einfluss auf das Selbstvertrauen untersucht wurden, stehen bisher aus. Beim direkten Vergleich von Trichotillomanie-Patienten mit einer Normkontrolle fanden Diefenbach et al. zwar heraus, dass bei den Teilnehmern mit Trichotillomanie das Selbstvertrauen signifikant niedriger ist [211], Soriano et al. belegten jedoch, dass dies unter anderem, unabhängig vom Ausreißen der Haare, auf die allgemeine Unzufriedenheit mit dem eigenen Körper zurückzuführen ist [233]. Darüber hinaus zeigen die Ergebnisse der Item-Analyse der vorliegenden Studie, dass Trichotillomanie-Patienten bei direkter Befragung ihr Selbstvertrauen nur als mittelmäßig stark beeinflusst beschreiben, den Zustand ihrer Haare jedoch als Unglück empfinden, das sie nicht in den Griff bekommen (siehe Anhang A-41).

Verglichen mit den bereits genannten Alopezieformen ist die Beeinflussung des Selbstvertrauens durch Haarausfall bei Patienten mit Alopecia areata deutlich niedriger. Dieser relative niedrige Wert überrascht auf den ersten Blick, da eine negative Beeinflussung des Selbstvertrauens in der Literatur häufig als Folge von Alopecia areata beschrieben wird [223; 228]. Diese Aussage ist jedoch eher subjektiv geprägt und entspricht nicht der wissenschaftlichen Datenlage. Sowohl Reeve et al. als auch Matzer et al. konnten mit ihren Studien belegen, dass das Selbstvertrauen bei Kindern (Reeve et al.) und Erwachsenen (Matzer et al.) mit Alopecia areata nicht signifikant niedriger ist als bei den untersuchten Kontrollgruppen ohne Haarausfall [266; 273]. Eine Studie von Firooz et al. zeigt zudem, dass insgesamt nur 55% der Patienten mit Alopecia areata einen Einfluss der Erkrankung auf das Selbstvertrauen angaben [274]. Da in den genannten Studien keine plausible Erklärung für den vergleichsweise niedrigen Einfluss von Alopecia areata auf das Selbstvertrauen der Betroffenen aufgeführt wird und auch die Einzelanalyse der Items der vorliegenden Studie keinen Hinweis darauf gibt, kann die Schlussfolgerung bis zur Vorstellung entsprechender Daten nur spekulativ erfolgen. Denkbar ist, dass, wie bereits bei der Skala *Funktionen* diskutiert, die mögliche Remission der Alopezie eine bedeutende Rolle spielt und zusammen mit der zumeist klaren Diagnose der Erkrankung positiv auf das Selbstvertrauen wirkt.

Die auch schon bei anderen Skalen ermittelte geringe Belastung durch traumatisch bedingte Alopezien ist auffallend. Da die vorliegende Untersuchung die erste Studie zum Einfluss traumatischer Alopezien auf die Lebensqualität darstellt, ist eine Verifizierung der Daten nicht möglich. Auch eine Ableitung möglicher Erklärungen für das Phänomen ist aufgrund der allgemein sehr wenigen Publikationen zum Thema ausgeschlossen. Einen möglichen Hinweis darauf, warum die Belastung der Skala *Selbstvertrauen* niedriger als bei den anderen Alopezieformen ist, gibt jedoch die Einzelanalyse der Items. Sie zeigt, dass bei keiner anderen Alopezie ein größeres Verständnis für den Zustand der Haare durch andere gegeben ist (siehe Anhang A-35). Ein möglicher Grund für die hohe Akzeptanz könnte, wie bereits an anderer Stelle diskutiert, die Einordnung und Anerkennung der Betroffenen als Unfallopfer durch andere anhand der Sichtbarkeit der Narben am Capillitium und ggf. am Körper sein. Ein weiterer möglicher Faktor, der sich aus der Itemanalyse ableiten lässt, ist die hohe Wertigkeit des Lebens trotz des Haarzustands. Der hier ermittelte Itemwert könnte ein Indiz für eine höhere Wertschätzung des Lebens nach einem traumatischen Erlebnis sein, die einher geht mit einer reduzierten Wertzuweisung für das eigene Aussehen.

Wie soeben dargestellt, haben alle untersuchten Alopezieformen einen massiven Einfluss auf das Selbstvertrauen. Besonders hoch ist dieser Einfluss für vernarbende Alopezien und Alopecia androgenetica. Während bei den vernarbenden Alopezien die Beeinflussung primär über ein Gefühl der Hilflosigkeit und des Ausgeliefertseins erfolgt, sind es bei androgenetischer Alopezie bzw. Haarausfall mit weiblichem Muster Verunsicherung und Sorge vor Zuschreibung negativer Charaktereigenschaften, die das Selbstvertrauen negativ beeinflussen. Ein etwas geringerer, wenn auch immer noch sehr hoher Einfluss wurde für diffuse Alopezien und Trichotillomanie ermittelt. Die diffusen Alopezien sind vergleichbar mit vernarbenden Alopezien und gehen insbesondere mit dem Gefühl der Hilflosigkeit und des Ausgeliefertseins gegenüber dem Zustand der Haare einher. Zusätzlich spielt auch die Bagatellisierung durch den behandelnden Arzt bei dieser Form von Haarausfall eine wichtige Rolle. Der etwas niedrigere Einfluss von Trichotillomanie überrascht, da Zwangsstörungen allgemein mit einer starken Beeinflussung des Selbstvertrauens einhergehen. Vergleiche mit anderen Studien verifizieren jedoch die erhobenen Daten. Eine dritte Stufe stellen Alopecia areata und traumatische Alopezien dar. Während für die erstgenannte Alopezieform die Daten als gesichert angenommen werden können, ist für die zweite eine Verifizierung aufgrund fehlender Vergleichsdaten vorerst nicht möglich. Von hoher Bedeutung scheinen hier aber das besonders große Verständnis für den Zustand der Haare durch andere sowie eine erhöhte Wertschätzung des Lebens, einhergehend mit einer reduzierten Wertzuweisung für das eigene Aussehen, zu sein.

4.3 Einfluss möglicher aggravierender Faktoren auf die Lebensqualität von Alopeziepatienten

Die Lebensqualität von Alopeziepatienten kann neben der Form der Alopezie von verschiedenen weiteren Faktoren beeinflusst werden, die die Belastung sowohl verringern als auch verstärken können. Neben extrinsischen Faktoren wie dem sozialen und familiären Umfeld, dem Bildungsstand, der beruflichen Situation oder auch dem Kontakt und der Betreuung durch Selbsthilfegruppen, spielen insbesondere auch intrinsische Faktoren wie das Geschlecht, das Alter, der klinische Ausprägungsgrad und die Aktivität des Haarausfalls eine wichtige Rolle. Bei Alopezien, die nicht auf das Capillitium beschränkt sind, kann darüber hinaus die Involvierung zusätzlicher Lokalisationen einen Einfluss auf die Lebensqualität haben. Wie bereits von verschiedenen Arbeitsgruppen gezeigt wurde, können Faktoren, die bei einer Alopezieform einen deutlichen Einfluss auf die Lebensqualität haben, bei einer anderen Alopezieform keinen oder sogar einen gegenteiligen Effekt haben. So zeigten z.B. Girman et al. für androgenetische Alopezie [10] sowie Diefenbach et al. für Trichotillomanie einen deutlichen Einfluss der klinischen Ausprägung auf die Lebensqualität auf [211]. Dubois et al. hingegen konnten diesen Einfluss für Alopecia areata ausschließen [223]. Da eine systematische und vergleichende Analyse möglicher Einflussfaktoren auf verschiedene Alopezieformen bisher ausstand, stellen die Daten der vorliegenden Studie einen wichtigen Beitrag zum Verständnis des Einflusses von Alopezien auf die Lebensqualität dar.

4.3.1 Einflussfaktoren auf die Lebensqualität bei androgenetischer Alopezie / Haarausfall mit weiblichem Muster

Die Ergebnisse der vorliegenden Studie zeigen, dass die Lebensqualität von Frauen durch Haarausfall mit weiblichem Muster deutlich stärker beeinflusst wird als die von Männern mit androgenetischer Alopezie. Mit Ausnahme der Skala *Selbstvertrauen*, sind alle Skalen und auch der Wert für die mGLQ bei Frauen höher. Signifikante Unterschiede zwischen den Geschlechtern zeigen sich in der emotionalen Belastung sowie in der Belastung durch Begleitsymptome. Diese Ergebnisse stimmen in hohem Maß mit den Ergebnissen von Cash et al. sowie der von van der Donk et al. überein [9; 220]. Beide Arbeitsgruppen kamen in den 90er Jahren unabhängig voneinander zu dem Ergebnis, dass die Lebensqualität von Frauen durch Haarausfall mit weiblichem Muster stärker beeinflusst wird als die von Männern mit androgenetischer Alopezie und dass diese Höherbelastung primär auf eine erhöhte emotionale Belastung zurückzuführen ist. Van der Donk et al. ermittelten jedoch auch bei den Männern eine deutlich stärker ausgeprägte Sorge durch den Haarausfall älter zu wirken [9]. Dieser Faktor ist in der vorliegenden Studie in der Skala *Selbstvertrauen* erfasst und erklärt so deren erhöhten Wert bei männlichen Umfrageteilnehmern.

Übereinstimmend mit den Ergebnissen anderer Studien, zeigen auch die Ergebnisse dieser Untersuchung, dass die klinische Ausprägung bei androgenetischer Alopezie bzw. Haarausfall mit weiblichem Muster insgesamt nur einen geringen Einfluss auf die Lebensqualität der Betroffenen hat [10; 220; 269]. Dieser Einfluss ist bei Frauen zwar etwas stärker als bei Männern, jedoch immer noch in einem niedrigen Bereich. Aufgeschlüsselt zeigt sich, dass alle untersuchten Skalen mit Ausnahme der Skala *Symptome* mindestens leicht mit zunehmender klinischer Ausprägung ansteigen. Bei Frauen geht mit zunehmender klinischer Ausprägung auch eine erhöhte Störung der alltäglichen privaten und öffentlichen Lebenssituation einher. Diese kann sowohl Freizeit- als auch Arbeitsaktivitäten umfassen und ist ein wichtiger Indikator für die soziale Isolation der Betroffenen und die Wahrnehmung seiner Erkrankung durch andere. Analog zu den Ergebnissen von Girman et al. konnte kein Zusammenhang zwischen der Stärke der klinischen Ausprägung und den von den Betroffenen beschriebenen Begleitsymptomen festgestellt werden [10]. Ein herausstechendes Ergebnis der vorliegenden Studie ist die Unabhängigkeit der emotionalen Belastung von der klinischen Ausprägung der androgenetischen Alopezie bei Männern. Da es gleichzeitig zu einer Abnahme der emotionalen Belastung mit zunehmendem Alter kommt, steht dieses Ergebnis jedoch im Einklang mit den Studien von Cash et al. sowie Girman et al. die nachweisen konnten, dass Alopecia androgenetica insbesondere junge Männer mit stark ausgeprägter Alopezie betrifft [10; 220].

Allgemein zeigen die Daten, dass der Einfluss von androgenetischer Alopezie und Haarausfall mit weiblichem Muster auf die Lebensqualität bei beiden Geschlechtern mit zunehmendem Alter leicht abnimmt. Besonders deutlich ist dieser Effekt bei der bereits erwähnten emotionalen Belastung, aber auch die empfundene Stigmatisierung durch andere bzw. die Angst vor dieser sowie das Selbstvertrauen der Betroffenen werden mit steigendem Alter weniger stark beeinflusst. Als plausible Erklärung für diesen bereits von Girman et al. beobachteten Effekt erscheint die altersabhängige Prävalenz und Ausprägung der Krankheit nahe liegend [10]. Wie bereits in den Kapiteln 1.2.1 und 1.2.2 beschrieben, steigt die Prävalenz im Alter von 70 Jahren bei Männern auf bis zu 80% und bei Frauen auf bis zu 54% [49; 90]. Alopecia androgenetica stellt somit in dieser Altersgruppe nicht mehr die Ausnahme, sondern den Regelfall dar, sodass einer möglichen Stigmatisierung die Grundlage entzogen wird und auch die Wahrscheinlichkeit für eine negative Beeinflussung des Selbstvertrauens durch die Alopezie abnimmt.

4.3.2 Einflussfaktoren auf die Lebensqualität bei diffusem Haarausfall

Die Ergebnisse der vorliegenden Studie zeigen, dass die Beeinflussung der Lebensqualität durch diffusen Haarausfall bei Männern signifikant höher ist als bei Frauen. Dies betrifft nicht nur die allgemeine Lebensqualität (mGLQ), sondern auch alle Teilskalen mit Ausnahme der Skala *Emotionen*. Dieses auf den ersten Blick über-raschende Ergebnis deckt sich mit den Daten von Baxley et al., die in ihrer Untersuchung zu diffusem Haarausfall eine deutlich stärkere Beeinflussung des Selbstbildes bei Männern ermittelten [270]. Angesichts der in der dermatologischen Praxis zu beobachtenden deutlich häufigeren Diagnose diffuser Alopezien bei Frauen, erscheint dieses Ergebnis plausibel, da die geringere Prävalenz bei den betroffenen Männern eine zusätzliche Belastung darstellen kann. Ein Ergebnis, dass diese These bestätigt, ist die hohe Korrelation ($r > 0,5$) zwischen Ausprägungsstufe und Stigmatisierung bei Männern, die deutlich höher ist als bei betroffenen Frauen. Sie zeigt, dass es gerade bei Männern mit diffusem Haarausfall bei Zunahme der Sichtbarkeit der Alopezie mit hoher Wahrscheinlichkeit auch zu einer verstärkten Stigmatisierung durch andere bzw. zur Angst vor dieser kommt.

Allgemein ist die Lebensqualität bei keiner anderen untersuchten Alopezie so stark abhängig von der klinischen Ausprägung wie bei diffusem Haarausfall. Dies betrifft neben der allgemeinen Lebensqualität (mGLQ) auch die Skalen *Stigmatisierung, Funktionen, Emotionen* und *Selbstvertrauen*. Die Belastung in diesen Teilbereichen der Lebensqualität wird in erheblichem Maß bestimmt von der klinischen Sichtbarkeit der Alopezie. Eine Ausnahme stellen die Begleitsymptome neben dem eigentlichen Haarausfall dar, die deutlich weniger stark von der klinischen Ausprägung abhängen. Sie stellen auch die einzige Skala dar, auf die das Alter der Patienten gar keinen Einfluss hat. Alle anderen Skalen, wie auch die mittlere Gesamtlebensqualität (mGLQ), zeigen eine niedrige negative Korrelation mit dem Alter. Die emotionale Belastung sowie die Belastung durch Stigmatisierung nehmen bei Männern mit dem Alter sogar mittelstark ab, was darauf hindeutet, dass, wie bereits bei der androgenetischen Alopezie, besonders jene Männer unter einer starken Einschränkung ihrer Lebensqualität leiden, die bereits in jungen Jahren von einem starken diffusen Haarausfall betroffen sind. Ist die Ausprägung des Haarausfalls gering oder tritt der Haarausfall erst spät im Leben ein, fällt der Einfluss auf Lebensqualität deutlich geringer aus. Dieser Zusammenhang besteht auch für von diffusem Haarausfall betroffene Frauen. Hier ist der Einfluss auf die Lebensqualität jedoch niedriger und weniger stark abhängig von der klinischen Ausprägung und dem Alter der Frauen.

4.3.3 Einflussfaktoren auf die Lebensqualität bei Alopecia areata

Die Daten der vorliegenden Studie zeigen, dass die Lebensqualität von Frauen deutlich stärker durch Alopecia areata beeinflusst wird als bei Männern. Neben der allgemeinen Lebensqualität (mGLQ) sind auch die Skalen *Symptome, Funktionen, Emotionen* und *Stigmatisierung* signifikant höher als bei den männlichen Teilnehmern der Umfrage. Auch der Wert der Skala *Selbstvertrauen* ist bei den Frauen höher, unterscheidet sich jedoch nicht signifikant von dem der Männer. Die Daten bestätigen damit die Ergebnisse von Dubois et al., Liakopoulou et al. sowie Hunt und McHale, die in ihren Studien auch eine stärkere Beeinflussung der Lebensqualität bei Frauen feststellten [18; 145; 223]. Im Widerspruch zu diesen Ergebnissen steht die Studie von Tan et al. [231]. Die Autoren ermittelten in ihrer Studie, an der 219 in Singapur lebende Asiaten teilnahmen, eine stärke psychologische Belastung durch die Alopezie. Sie führen dies auf die kulturelle Prägung der untersuchten Männer als dominantes Geschlecht zurück, durch deren

Rollenbild die Alopezie als Schande verstanden wird und Hilfsangebote nicht wahrgenommen werden. Diese These wird bestätigt durch die Erkenntnisse von Firooz et al., dass Offenheit, soziale Unterstützung, Humor und Akzeptanz bei Alopecia areata die Lebensqualität erhöhen können, während das Verbergen der Krankheit sich negativ auf die Lebensqualität auswirkt [274].

Verglichen mit dem Geschlecht hat die Ausprägungsstufe nur einen geringen Einfluss auf die Lebensqualität bei Alopecia areata. Die mittlere Gesamtlebensqualität (mGLQ) sowie alle Skalen zeigen nur eine niedrige Korrelation mit der klinischen Ausprägung. Dieser Zusammenhang ist bei Frauen dabei etwas stärker ausgeprägt als bei Männern. Übereinstimmend mit den Daten von Dubois et al. kommt es mit zunehmender klinischer Ausprägung primär zu Einschränkungen der alltäglichen privaten und öffentlichen Lebenssituation [223]. Auf den emotionalen Status hat die Ausprägung der Alopezie keinen Einfluss. Der geringe Einfluss der klinischen Ausprägung bei Alopecia areata auf die Lebensqualität wurde in vergleichbarer Form auch von Hunt und McHale ermittelt [18]. Sie führen den Effekt darauf zurück, dass es bei Alopecia areata bereits bei einer geringen Ausprägungsstufe zu einer Veränderung des Selbstbildes kommen kann, deren Progression primär vom Feedback im persönlichen Umfeld abhängig ist. Diese These wird unterstützt durch die Ergebnisse von Matzer et al., die bei Patienten mit Alopecia areata die soziale Unterstützung und Akzeptanz als signifikanten Einfluss auf die Lebensqualität ermittelt haben [266].

Einhergehend mit der Unklarheit über die auslösenden pathogenetischen Faktoren und der gleichzeitig hohen Spontanremissionsrate, hat die Aktivität des Haarausfalls bei Alopecia areata einen sehr hohen Einfluss auf die Lebensqualität. Bewertet anhand der Auslösbarkeit der Haare im Randbereich betroffener Areale, führt eine aktive Alopecia areata zu einer hochsignifikant erhöhten Beeinflussung der Lebensqualität. Neben der Störung der allgemeinen Lebensqualität (mGLQ), die bei aktiver Alopezie um 26% höher ist, betrifft dies insbesondere die Skalen *Symptome*, *Funktionen* und *Stigmatisierung*, die um 28% bis 54% erhöht sind. Diese Daten bestätigen das von Dubois et al. ermittelte Ergebnis [223] und zeigen, dass die aktive Progression der Alopezie für die Betroffenen eine erhebliche Mehrbelastung der Lebensqualität darstellt, deren Einfluss weit über das Maß anderer Faktoren hinausgeht.

Der Einfluss weiterer betroffener Lokalisationen neben dem Capillitium auf die Lebensqualität ist weniger eindeutig. So ist es unerheblich für die allgemeine Lebensqualität (mGLQ), ob neben dem Capillitium noch das Gesicht und/oder der Körper betroffen sind. Auch eine Involvierung der Nägel führt zu keiner weiteren Beeinflussung der Lebensqualität. Eine signifikante Mehrbelastung ist nur für die Skalen *Emotionen* und *Selbstvertrauen* bei Alopecia areata universalis messbar, bei der neben der Kopfhaut noch die Behaarung im Gesicht und am Körper betroffen sind. Die Belastung durch Begleitsymptome ist hingegen am höchsten, wenn nur das Capillitium betroffen ist. Dieser Effekt ist möglicherweise darauf zurückzuführen, dass es überwiegend am Capillitium zur Erstmanifestation von Alopecia areata kommt, während weitere Areale hingegen erst später betroffen sind. Da die ersten Monate mit Alopecia areata als besonders belastend empfunden werden [266], würde die Lokalisation Capillitium in diesem Fall für die Phase der Erstmanifestation stehen und deshalb mit einer erhöhten Beeinflussung der Lebensqualität einhergehen.

Übereinstimmend mit den Ergebnissen von Dubois et al. sowie Firooz et al. zeigen auch die Daten der vorliegenden Studie, dass das Alter die Lebensqualität der Betroffenen bei Alopecia areata nur geringfügig beeinflusst [223; 274]. Dieser Einfluss ist bei Männern deutlich ausgeprägter als bei Frauen. Sowohl die emotionale Belastung als auch die empfundene Stigmatisierung bzw. die Angst vor dieser sinken bei ihnen mit steigendem Alter mittelstark. Eine mögliche Erklärung für diesen Effekt ist die hohe Prävalenz androgenetischer Alopezie bei Männern mit steigendem Alter [49], die dazu führen kann, dass die durch Alopecia areata bedingte Haarlosigkeit von den Betroffenen und deren Umfeld als weniger fremd und entstellend empfunden wird.

4.3.4 Einflussfaktoren auf die Lebensqualität bei vernarbenden Alopezien

Aufgrund der geringen Teilnehmerzahl in dieser Unterkategorie war nur eine eingeschränkte Untersuchung der möglichen aggravierenden Faktoren mit reduzierter statistischer Power möglich. Die Daten zeigen jedoch, dass ein Zusammenhang zwischen klinischer Ausprägung und Beeinflussung der Lebensqualität für die Ausprägungsstufen *leicht* bis *stark* deskriptiv gegeben ist. Dies betrifft insbesondere das Sozialleben der Betroffenen, begleitende Symptome sowie die Stigmatisierung durch andere bzw. die

Sorge vor dieser. Die Werte der Skalen, die diese Teilaspekte der Lebensqualität repräsentieren, steigen von der Ausprägungsstufe *leicht* bis zur Ausprägungsstufe *stark* um 29-30% an. Der deutliche Einfluss auf die allgemeine Lebensqualität wird auch durch den massiven Anstieg der Beeinflussung der Lebensqualität um 25% veranschaulicht. Entgegen diesem Trend stehen die Daten der höchsten Ausprägungsstufe, deren Werte mit Ausnahme der Skala *Symptome* nahezu auf dem Niveau der Ausgangsstufe liegen, sodass insgesamt, wiederum mit Ausnahme der Skala *Symptome*, nur eine sehr niedrige Korrelation zwischen Ausprägungsstufe und Einfluss auf die Lebensqualität besteht. Da vergleichbare Studien ausstehen, kann der gegen den Trend gemessene Anstieg der Lebensqualität bei sehr starker Ausprägung vernarbender Alopezien nicht überprüft und eine Verzerrung aufgrund der kleinen Teilnehmerzahl in dieser Gruppe nicht ausgeschlossen werden. Es sollte jedoch beachtet werden, dass McElhone et al. in ihrem systematischen Übersichtsartikel zum Einfluss von systemischen Lupus erythematodes auf die Lebensqualität (unabhängig von Alopezien) zu dem Schluss kamen, dass die Ausprägung der Krankheit keinen Einfluss auf die Lebensqualität hat [275]. Die Autoren kamen bei ihrer Recherche des Weiteren zu dem Schluss, dass das Alter der Betroffenen keinen Einfluss auf die Lebensqualität hat. Dies deckt sich mit den Ergebnissen der vorliegenden Studie, bei der der Zusammenhang zwischen Alter und Lebensqualität stets im sehr niedrigen bis niedrigen Bereich ist.

4.3.5 Einflussfaktoren auf die Lebensqualität bei traumatischen Alopezien

Auch in der Unterkategorie der traumatischen Alopezien war aufgrund der geringen Teilnehmerzahl nur eine eingeschränkte Untersuchung der möglichen aggravierenden Faktoren mit entsprechend reduzierter statistischer Power möglich. Ähnlich wie in der Gruppe der vernarbenden Alopezien zeigen die Daten deskriptiv teilweise einen Zusammenhang zwischen klinischer Ausprägung und Lebensqualität. So steigen z.B. die emotionale Belastung und die Belastung des Selbstvertrauens von der Ausprägungsstufe *sehr leicht* bis zur Stufe *stark* linear an. Ebenfalls parallel zu den vernarbenden Alopezien fallen die Werte aller untersuchten Lebensqualitätsskalen bei sehr starker Ausprägung der Alopezie wieder ab. Entsprechend dem heterogenen Bild ist der statistische

Zusammenhang zwischen Ausprägungsstufe und Beeinflussung der Lebensqualität für alle untersuchten Aspekte sehr niedrig bis niedrig.

Auch ein möglicher Einfluss des Alters auf die Lebensqualität bei Patienten mit traumatischer Alopezie kann anhand der berechneten Korrelationskoeffizienten nicht bestätigt werden, da diese durchweg im sehr niedrigen bis niedrigen Bereich liegen. Deskriptiv ist eine Abnahme der Belastung ab dem vierten Lebensjahrzent, gefolgt von einer Plateauphase, zu erkennen. Diese Effekte zusammen könnten ein möglicher Hinweis auf eine erhöhte Belastung der Lebensqualität durch traumatische Alopezien bei jungen Menschen sein. Da die Adoleszenz und die frühe Phase des Erwachsenseins von der Identitäts- und Partnersuche geprägt sind, kommt der Beeinträchtigung des Aussehens in dieser Phase eine besondere Bedeutung zu. Der geringere Einfluss traumatischer Alopezien auf die Lebensqualität in späteren Lebensphasen könnte hingegen darauf zurückzuführen sein, dass im Leben der Betroffenen mittlerweile andere Aspekte an Bedeutung gewonnen haben und die Erleichterung über das Überleben eines womöglich schweren Unfalls überwiegt.

4.3.6 Einflussfaktoren auf die Lebensqualität bei Trichotillomanie

Auch in der Unterkategorie Trichotillomanie konnte aufgrund der geringen Anzahl männlicher Teilnehmer der Einfluss des Geschlechtes auf die Lebensqualität nicht untersucht werden. Trotz der relativ kleinen Gruppengröße von 51 Teilnehmern und der damit verbundenen Gefahr statistischer Fehler zweiter Art zeigen die Daten der vorliegenden Studie einen deutlichen Einfluss der klinischen Ausprägung auf die Lebensqualität der Betroffenen bei Trichotillomanie. Mit Ausnahme der Skala *Symptome*, deren Wert bei sehr starker Ausprägung wieder sinkt, steigt die Belastung in allen Lebensbereichen mit zunehmender klinischer Ausprägung stark an. Neben der Belastung der allgemeinen Lebensqualität (mGLQ) betrifft dies besonders die soziale Funktion in alltäglichen privaten und öffentlichen Lebenssituation sowie Stigmatisierungserfahrungen bzw. die Angst vor diesen. Auch die emotionale Belastung steigt mit zunehmender klinischer Ausprägung signifikant an. Die hohe Korrelation der klinischen Ausprägung mit der Beeinflussung der Lebensqualität bei Trichotillomanie-Patienten verwundert nicht. Wie bereits in Kapitel 4.2.2 diskutiert, sind die Betroffenen hochgradig bestrebt ihre psychisch motivierte Zwangshandlung vor anderen zu verbergen [256]. Da dies mit zunehmender klinischer Ausprägung immer schwieriger wird, steigt entsprechend die Belastung in jenen Teilbereichen der Lebensqualität an, die vom Kontakt und der Interaktion mit anderen abhängig sind. Gleichzeitig steigt die emotionale Belastung durch die empfundene Scham für den anhaltenden Kontrollverlust über das eigene Handeln. Da die klinische Sichtbarkeit der entscheidende Faktor ist, ist es entsprechend für die Lebensqualität von nachrangiger Bedeutung, ob neben dem Capillitium noch weitere Lokalisationen betroffen sind, so lange die Sichtbarkeit dadurch nicht oder nur geringfügig erhöht wird.

Da Trichotillomanie allgemein als Krankheit beschrieben wird die überwiegend junge Frauen betrifft [256], ist der Einfluss des Alters bisher in Studien nicht untersucht worden. Die Daten der vorliegenden Studie zeigen nun, dass Trichotillomanie zwar eine besonders hohe Prävalenz in der Altersgruppe 20 bis 29 Jahre hat, bis zum Ende des fünften Lebensjahrzehnts aber nicht selten ist. Das Alter hat dabei einen niedrigen, aber durchweg positiven Einfluss auf die Lebensqualität. Die Belastungen durch die Krankheit nehmen in allen Teilaspekten der Lebensqualität mit steigendem Alter ab. Dies trifft insbesondere auf die emotionale Belastung zu, bei der ein ausgeprägter Zusammenhang zwischen steigendem Alter und der Abnahme der Belastung messbar ist. Diese Ergebnisse sprechen für eine steigende Akzeptanz der Trichotillomanie-Patienten für ihre Krankheit mit zunehmendem Alter. Eine mögliche Erklärung hierfür könnte sein, dass die Betroffenen lernen, sich mit ihrer Zwangsstörung zu arrangieren, sodass es zu einer Abnahme der emotionalen Belastung kommt, die mit einer Verbesserung der allgemeinen Lebensqualität (mGLQ) einhergeht.

4.4 Fazit und eigene Wertung

Wie bereits in der Einleitung beschrieben, sind Haare mehr als man mit bloßem Auge erfassen kann. Sie sind ein bedeutendes soziales Kommunikationsorgan, von dessen Aussehen und Zustand unbewusst eine Vielzahl an positiven und negativen Charaktereigenschaften abgeleitet werden [1; 7]. Das Wissen um die Eindruckswirkung von Haaren auf andere und der Wunsch sich selbst möglichst positiv und individuell darzustellen, führen zu einer hohen Sensibilität für den Zustand der eigenen Haare. Eine anhaltende Beeinträchtigung des Haarzustands, wie er durch Alopezien gegeben ist, kann zu nachhaltigen psychologischen Belastungen und Destabilisierungen bei den Betroffenen führen [11]. Neben einer sicheren Diagnose und ggf. Therapie des Haarausfalls ist deshalb auch eine gezielte psychologische Unterstützung von besonderer Bedeutung, um Einschränkungen der Lebensqualität möglichst gering zu halten [17].

Für ein besseres Verständnis der Beeinflussung der Lebensqualität durch Alopezien wurde im Rahmen der vorliegenden Studie eine Onlinebefragung entwickelt und durchgeführt, die die gesundheitsbezogene Lebensqualität bei verschiedenen Formen von Haarausfall sowie weitere mögliche Einflussfaktoren erfasst. Von über 3500 Teilnehmern konnten nach Kontrolle und Filterung der Daten die Fälle von 2185 Alopeziepatienten im Alter von zwölf bis 79 Jahren ausgewertet werden. Die dabei gewonnenen Daten zeigen, dass die Lebensqualität durch alle untersuchten Alopezieformen in einem Ausmaß beeinflusst wird, welches mit dem von mittelstarker bis starker Akne oder Psoriasis vulgaris vergleichbar ist [252; 253]. Die sechs untersuchten Alopezieformen unterscheiden sich teilweise signifikant in ihrem Einfluss auf die Lebensqualität. Die stärkste Beeinträchtigung geht dabei von vernarbenden Alopezien und Trichotillomanie aus, während Alopecia areata und traumatisch bedingte Alopezien den niedrigsten Einfluss auf die Lebensqualität haben.

Ein tieferes Verständnis des Einflusses ergibt sich durch die Betrachtung der fünf Skalen *Symptome*, *Funktionen*, *Emotionen*, *Stigmatisierung* und *Selbstvertrauen*, die unterschiedliche Aspekte der Lebensqualität erfassen und aus deren arithmetischem Mittel sich die Gesamtlebensqualität berechnet. Ihre Analyse zeigt, dass Haarausfall primär eine emotionale Belastung ist, die mit negativen Gefühlen wie Frustration, Ärger oder Depression einhergeht. Die Skala *Emotionen* stellt bei allen untersuchten Alopezieformen den Teilaspekt mit dem größten Einfluss auf die Lebensqualität dar. Die Belastung ist dabei primär auf die Sorge um eine Progression der Erkrankung sowie Frust und nervliche Anspannung über den Zustand der Haare zurückzuführen. Bei vernarbenden Alopezien kommt durch den häufig gegebenen Zusammenhang mit systemischen Erkrankungen die Befürchtung hinzu, dass eine Verschlechterung des Haarzustands gleichzeitig ein Indikator für eine allgemeine Verschlechterung des Gesundheitszustands darstellt. Bei der psychophysiologischen Trichotillomanie stellt hingegen das Empfinden von Scham für die selbstverursachte Alopezie einen zentralen Belastungsfaktor dar.

Die sekundäre Belastungsdimension ist abhängig von der Prävalenz der Alopezieform. Alopezien mit einer vergleichsweise niedrigen Prävalenz wie Trichotillomanie, Alopecia areata oder traumatische Alopezien belasten die Lebensqualität der Betroffenen durch das Gefühl der Stigmatisierung bzw. die Angst vor dieser. Die für viele ungewohnte klinische Manifestation der genannten Alopezieformen kann als Andersheit, gegenüber dem was als normal empfunden wird, verstanden werden und mit einer negativen Stereotypisierung und diskriminierendem Verhalten einhergehen. Bei Alopezien mit einer hohen Prävalenz wie androgenetischer Alopezie bzw. Haarausfall mit weiblichem Muster oder diffusem Haarausfall überwiegt hingegen die Belastung der Betroffenen durch Störung des Selbstvertrauens. Bedingt durch die unterschiedliche Prognose der beiden Alopezieformen sind es wiederum unterschiedliche Faktoren, die zu der Belastung führen. Während die Belastung bei der weitgehend irreversiblen androgenetischen Alopezie bzw. Haarausfall mit weiblichem Muster auf Verunsicherung und die Sorge vor Zuschreibung negativer, mit Alter und Schwäche verbundener Charaktereigenschaften zurückzuführen ist, ist das Selbstvertrauen bei diffusem Haarausfall durch das Gefühl von Hilflosigkeit und Ausgeliefertsein gegenüber dem Zustand der Haare geprägt. Eine Ausnahme stellen die vernarbenden Alopezien dar, bei denen sowohl das Selbstvertrauen massiv gestört ist, als auch die Angst vor Stigmatisierung in erheblichem Maß die Lebensqualität beeinflusst.

Die alltägliche private und öffentliche Lebenssituation, die durch die Skala *Funktionen* erfasst wird, ist ein wichtiger Indikator für die soziale Isolation des Betroffenen und die Wahrnehmung seiner Erkrankung durch andere. Wie die Daten der vorliegenden Studie zeigen, fällt die auf Alopezien zurückzuführende Einschränkung der Lebensqualität in diesem Bereich jedoch niedriger als in den zuvor genannten Bereichen aus. Eine Ausnahme stellt die Zwangsstörung Trichotillomanie dar, die, bedingt durch ihre psychophysiologische Ätiologie, bei den Betroffenen mit einem starken Schamgefühl und dem ausgeprägten Wunsch, die Läsionen vor anderen zu verstecken, einhergeht. Da viele Freizeitaktivitäten wie z.B. Schwimmen, Saunabesuch oder bestimmte Tätigkeiten dadurch nicht möglich sind, kommt es so zwangsläufig zu erheblichen Einschränkungen im Sozialleben, die bis zur sozialen Isolation des Betroffenen führen können.

Die Beeinflussung der Lebensqualität durch begleitende Symptome spielt bei Alopezien nur eine untergeordnete Rolle. Wie zu erwarten war, tritt die stärkste Beeinflussung bei vernarbenden Alopezien auf, die häufig einhergehen mit erhöhter Empfindlichkeit, Schmerzen, Brennen, Pruritus, Rötungen und/oder Hyperkeratosen [164]. Beachtenswert ist jedoch, dass auch für androgenetische Alopezie bzw. Haarausfall mit weiblichem Muster und diffusen Haarausfall, die objektiv ohne begleitende Symptome auftreten, von den Betroffenen eine Beeinflussung der Lebensqualität durch Begleitsymptome angegeben wurde. Diese subjektiv wahrgenommenen Symptome stellen zwar innerhalb der fünf Lebensqualitätsdimensionen den geringsten Einflussfaktor dar, können bei der Betreuung durch den behandelnden Dermatologen jedoch einen wichtigen Aspekt des Therapiegesprächs darstellen.

Wie die vorliegende Studie zeigt, beeinflusst Haarausfall die Lebensqualität von Frauen und Männern unterschiedlich. Bei androgenetischer Alopezie bzw. Haarausfall mit weiblichem Muster und diffusem Haarausfall verhält sich die Höhe der Belastung dabei konträr zur Prävalenz. Die bei Männern weit verbreitete androgenetische Alopezie führt zu einer höheren Einschränkung der Lebensqualität bei betroffenen Frauen, wohingegen vice versa der bei Frauen häufiger zu beobachtende diffuse Haarausfall stärker die Lebensqualität der betroffenen Männern belastet. Zurückzuführen ist diese Mehrbelastung bei Männern mit diffuser Alopezie auf die mit der geringen Prävalenz verbundene Stigmatisierung durch andere bzw. die Angst vor dieser. Dieser Faktor steigt gerade bei Männern mit zunehmender klinischer Sichtbarkeit sehr stark an. Die höhere Einschränkung der Lebensqualität bei Frauen mit Haarausfall mit weiblichem Muster ist neben der Stigmatisierung auch auf eine signifikant höhere emotionale Belastung zurückzuführen, da der Zustand der Haare bei den betroffenen Frauen zu einem erhöhten Maß an Frustration und nervlicher Anspannung führt. Eine weitere Erkenntnis, die in der dermatologischen Sprechstunde Beachtung finden sollte, ist das Ergebnis, dass es bei Männern mit androgenetischer Alopezie zu einer massiven Störung des Selbstvertrauens kommen kann, bedingt durch die Sorge älter auszusehen und die damit verbundene Zuschreibung negativ belegter Charaktereigenschaften. Da dieser Effekt bei anhaltender

Beeinflussung zur Störung von Selbstbild und Identität führen kann [200], sollte er in dermatologischen Therapiegesprächen gerade bei jungen Patienten thematisiert und bei der Entscheidung über eine mögliche Therapie berücksichtigt werden.

Die Daten der vorliegenden Studie zeigen des Weiteren, dass der Grad der klinischen Ausprägung oftmals nur einen geringen Einfluss auf die Lebensqualität hat und bereits geringe Läsionen zu einer massiven Störung führen können. Diese Aussage trifft insbesondere auf Alopecia areata zu, bei der bereits die niedrigste Ausprägungsstufe häufig mit deutlichen Einschränkungen der Lebensqualität einhergeht. Ein klarer Zusammenhang zwischen Ausprägung und Störung der Lebensqualität besteht hingegen bei diffusem Haarausfall und Trichotillomanie. Neben der Beeinflussung der allgemeinen Lebensqualität kommt es bei beiden Alopezien mit erhöhter klinischer Sichtbarkeit zunehmend zu Einschränkungen im Sozialleben der Betroffenen durch Stigmatisierung bzw. die Angst vor dieser. Gleichzeitig kommt es durch den reduzierten Kontakt mit anderen Menschen zur Beeinflussung von Freizeit- und Arbeitsaktivitäten, die in zunehmendem Maß zur sozialen Isolation führen können. Dieser Effekt gilt auch für androgenetische Alopezie bzw. Haarausfall mit weiblichem Muster, betrifft hier jedoch deutlich stärker Frauen als Männer. Bei vernarbenden Alopezien geht eine Zunahme der klinischen Ausprägung primär mit einer erhöhten Belastung durch Begleitsymptome der Alopezie einher.

Mit zunehmendem Alter verringert sich vor allem bei Männern der Einfluss der Alopezie auf die Lebensqualität. Dies trifft sowohl auf die allgemeine Lebensqualität als auch auf die meisten Lebensqualitätsskalen zu und gilt für alle Alopezieformen, bei denen eine Analyse der geschlechtsbezogenen Unterschiede möglich war. Besonders ausgeprägt ist die Abnahme der emotionalen Belastung sowie der empfundenen Stigmatisierung durch andere bzw. die Angst vor dieser bei diffusem Haarausfall und Alopecia areata. Dieses Ergebnis bestätigt noch einmal, dass gerade Alopezieformen, die bei jungen Männern nur eine geringe Prävalenz haben, die Lebensqualität der Betroffenen besonders stark beeinflussen können. Einen niedrigen, aber durchweg positiven, Einfluss auf die Lebensqualität hat das Alter auch bei der Zwangsstörung Trichotillomanie. Die deutliche Abnahme der emotionalen Belastung bei Trichotillomanie-Patienten mit zunehmendem Alter ist ein Indiz für eine steigende Akzeptanz der Patienten für ihre Krankheit.

Einhergehend mit der Unklarheit über die auslösenden pathogenetischen Faktoren und der gleichzeitig hohen Spontanremissionsrate hat insbesondere die Aktivität des Haarausfalls bei Alopecia areata einen signifikanten Einfluss auf die Lebensqualität. Da dieser Einfluss weit über das Maß anderer Faktoren hinaus geht, sollte er in therapeutischen Gesprächen eine entsprechende Beachtung finden und einen festen Platz in der Aufklärung von der Alopecia-areata-Patienten haben.

Wie die vorliegende Studie zeigt, sind Alopezien deutlich mehr als nur ein kosmetisches Problem. Auch wenn sie kein vitales medizinisches Problem darstellen, kann der Verlust der Kopfhaare das Leben der Betroffenen erheblich einschränken und zu schwerwiegenden psychosozialen Störungen führen. Konträr zu diesem Ergebnis steht jedoch die geringe Aufmerksamkeit, die gerade Alopeziepatienten in der dermatologischen Sprechstunde häufig für ihr Leiden erfahren. So gaben in der vorliegenden Studie mehr als zwei Drittel der Befragten an von ihrem Arzt mit ihrem Anliegen nicht ernst genommen zu werden. Diese niedrige Zufriedenheitsrate stellt keine Ausnahme dar und deckt sich mit den Ergebnissen früherer Studien [13; 14]. Die von den Patienten empfundene Trivialisierung durch den Arzt kann dabei über das Gefühl der Hilflosigkeit zu einer weiteren Erhöhung der emotionalen Belastung führen und so vorhandene psychologische Probleme verstärken. Die nun vorliegenden Daten können dabei helfen, das Verständnis für die Sorgen und Bedürfnisse von Alopeziepatienten in der täglichen Praxis zu erhöhen. Sie zeigen, dass neben der Therapie, die bei vielen Alopezieformen noch immer limitiert ist, vor allem die psychischen Dimensionen des Arztgespräches von hoher Bedeutung sind. Wie bereits von Hunt und McHale gefordert, sollte daher der psychologischen Unterstützung durch den behandelnden Dermatologen die gleiche Bedeutung wie der medikamentösen Therapie eingeräumt werden [18]. Die Ergebnisse der vorliegenden Studie können somit einen wichtigen Schritt bei der Entwicklung eines kriteriengeleiteten Beratungskonzeptes für Alopeziepatienten darstellen, damit diese individuell durch gezielte Informationen und Verhaltensempfehlungen psychologisch unterstützt werden und so die Lebensqualität der Betroffenen zu verbessert werden kann.

5 Literatur

1. Patzer GL. Psychologic and sociologic dimensions of hair. An aspect of the physical attractiveness phenomenon. Clin Dermatol 1988; 6(4): 93-101.

2. Trüeb RM. Das Haar im Spiegel der Geschichte. In: Burg G, Geiges ML. Die Haut, in der wir leben. Zu Markt getragen und zur Schau gestellt. 1st Auflage, Rüffer & Rub, 2001, 160-166.

3. Kligman AM, Freeman B. History of baldness. From magic to medicine. Clin Dermatol 1988; 6(4): 83-88.

4. Baikie J. Egyptian papyri and papyrus-hunting. 1st Auflage, Kessinger Publishing, Whitefish, 2003.

5. Terry R. Further evidence on components of facialattractiveness. Percept Mot Skills 1977; 45(1): 130.

6. Bruce V, Burton AM, Dench N. What's distinctive about a distinctive face? Q J Exp Psychol A 1994; 47(1): 119-141.

7. Bergler R, Hoff T. Psychologie des ersten Eindrucks. Die Sprache der Haare. 1st Auflage, IW Medien, Köln, 2001.

8. Feinman S, Gill GW. Sex differences in physical attractiveness preferences. J Soc Psychol 1978; 105(1): 43.

9. van der Donk J, Passchier J, Knegt-Junk C, van der Wegen-Keijser MH, Nieboer C, Stolz E, Verhage F. Psychological characteristics of women with androgenetic alopecia. A controlled study. Br J Dermatol 1991; 125(3): 248-252.

10. Girman CJ, Rhodes T, Lilly FR, Guo SS, Siervogel RM, Patrick DL, Chumlea WC. Effects of self-perceived hair loss in a community sample of men. Dermatology (Basel) 1998; 197(3): 223-229.

11. Lyketsos GC, Stratigos J, Tawil G, Psaras M, Lyketsos CG. Hostile personality characteristics, dysthymic states and neurotic symptoms in urticaria, psoriasis and alopecia. Psychother Psychosom 1985; 44(3): 122-131.

12. Passchier J. Quality of life issues in male pattern hair loss. Dermatology (Basel) 1998; 197(3): 217-218.

13. Trüeb RM. Die Wechselbeziehung zwischen Arzt, Friseur und Medien im Management von Haarverlust. Hautarzt 2000; 51(10): 729-732.

14. Williamson D, Gonzalez M, Finlay AY. The effect of hair loss on quality of life. J Eur Acad Dermatol Venereol 2001; 15(2): 137-139.

15. Trüeb RM. Diffuse hair loss. In: Blume-Peytavi U, Tosti A, Whiting DA, Trüeb RM. Hair Growth and Disorders. 1st Auflage, Springer, Berlin, 2008, 259-272.

16. Chartier MB, Hoss DM, Grant-Kels JM. Approach to the adult female patient with diffuse nonscarring alopecia. J Am Acad Dermatol 2002; 47(6): 809-818.

17. van der Donk J, Hunfeld JA, Passchier J, Knegt-Junk KJ, Nieboer C. Quality of life and maladjustment associated with hair loss in women with alopecia androgenetica. Soc Sci Med 1994; 38(1): 159-163.

18. Hunt N, McHale S. The psychological impact of alopecia. BMJ 2005; 331(7522): 951-953.

19. Fischer TW, Schmidt S, Strauss B, Elsner P. Hairdex. A tool for evaluation of disease-specific quality of life in patients with hair diseases. Hautarzt 2001; 52(3): 219-227.

20. Szabo G. The regional anatomy of the human integument with special reference to the distribution of hair follicles, sweat glands and melanocytes. Philos Trans R Soc Lond B Biol Sci 1967; 252(779): 447-485.

21. Ferriman DG. Human hair growth in health and disease. 1st Auflage, Charles C Thomas Pub Ltd, Springfield, 1971.

22. Krause K, Foitzik K. Biology of the hair follicle. The basics. Semin Cutan Med Surg 2006; 25(1): 2-10.

23. Montagna W, Parakkal PF. The structure and function of skin. 3rd Auflage, Academic Press, New York, 1974.

24. Stenn KS, Paus R. Controls of hair follicle cycling. Physiol Rev 2001; 81(1): 449-494.

25. Miranda BH, Tobin DJ, Sharpe DT, Randall VA. Intermediate hair follicles. A new more clinically relevant model for hair growth investigations. Br J Dermatol 2010; 163(2): 287-295.

26. Vogt A, McElwee KJ, Blume-Peytavi U. Biology of the hair follicle. In: Blume-Peytavi U, Tosti A, Whiting DA, Trüeb RM. Hair growth and disorders. 1st Auflage, Springer, Berlin, 2008, 1-22.

27. Schweizer J, Langbein L, Rogers MA, Winter H. Hair follicle-specific keratins and their diseases. Exp Cell Res 2007; 313(10): 2010-2020.

28. Morris RJ, Liu Y, Marles L, Yang Z, Trempus C, Li S, Lin JS, Sawicki JA, Cotsarelis G. Capturing and profiling adult hair follicle stem cells. Nat Biotechnol 2004; 22(4): 411-417.

29. Cotsarelis G, Sun TT, Lavker RM. Label-retaining cells reside in the bulge area of pilosebaceous unit. Implications for follicular stem cells, hair cycle, and skin carcinogenesis. Cell 1990; 61(7): 1329-1337.

30. Amoh Y, Li L, Katsuoka K, Penman S, Hoffman RM. Multipotent nestin-positive, keratin-negative hair-follicle bulge stem cells can form neurons. Proc Natl Acad Sci USA 2005; 102(15): 5530-5534.

31. Kumamoto T, Shalhevet D, Matsue H, Mummert ME, Ward BR, Jester JV, Takashima A. Hair follicles serve as local reservoirs of skin mast cell precursors. Blood 2003; 102(5): 1654-1660.

32. Ito M, Kizawa K, Hamada K, Cotsarelis G. Hair follicle stem cells in the lower bulge form the secondary germ, a biochemically distinct but functionally equivalent progenitor cell population, at the termination of catagen. Differentiation 2004; 72(9-10): 548-557.

33. Tobin DJ, Gunin A, Magerl M, Handijski B, Paus R. Plasticity and cytokinetic dynamics of the hair follicle mesenchyme. Implications for hair growth control. J Invest Dermatol 2003; 120(6): 895-904.

34. Jahoda CA, Reynolds AJ. Dermal-epidermal interactions. Adult follicle-derived cell populations and hair growth. Dermatol Clin 1996; 14(4): 573-583.

35. Paus R, Foitzik K. In search of the „hair cycle clock". A guided tour. Differentiation 2004; 72(9-10): 489-511.

36. Foitzik K, Lindner G, Mueller-Roever S, Maurer M, Botchkareva N, Botchkarev V, Handjiski B, Metz M, Hibino T, Soma T, Dotto GP, Paus R. Control of murine hair follicle regression (catagen) by TGF-beta1 in vivo. FASEB J 2000; 14(5): 752-760.

37. Yano K, Brown LF, Lawler J, Miyakawa T, Detmar M. Thrombospondin-1 plays a critical role in the induction of hair follicle involution and vascular regression during the catagen phase. J Invest Dermatol 2003; 120(1): 14-19.

38. Iguchi M, Hara M, Manome H, Kobayasi H, Tagami H, Aiba S. Communication network in the follicular papilla and connective tissue sheath through gap junctions in human hair follicles. Exp Dermatol 2003; 12(3): 283-288.

39. Rendl M, Polak L, Fuchs E. BMP signaling in dermal papilla cells is required for their hair follicle-inductive properties. Genes Dev 2008; 22(4): 543-557.

40. Enshell-Seijffers D, Lindon C, Kashiwagi M, Morgan BA. Beta-catenin activity in the dermal papilla regulates morphogenesis and regeneration of hair. Dev Cell 2010; 18(4): 633-642.

41. Kligman AM. Pathologic dynamics of human hair loss. I. Telogen effuvium. Arch Dermatol 1961; 83175-198.

42. Price ML, Griffiths WA. Normal body hair. A review. Clin Exp Dermatol 1985; 10(2): 87-97.

43. Higgins CA, Westgate GE, Jahoda CAB. From telogen to exogen. Mechanisms underlying formation and subsequent loss of the hair club fiber. J Invest Dermatol 2009; 129(9): 2100-2108.

44. Courtois M, Loussouarn G, Hourseau C, Grollier JF. Hair cycle and alopecia. Skin Pharmacol 1994; 7(1-2): 84-89.

45. Rook A, Dawber R. Diseases of the hair and scalp. In: The comparative physiology, embryology and physiology of human hair. 1st Auflage, Blackwell Publishing, Oxford, 1982, 1-17.

46. Chapman DM. The anchoring strengths of various chest hair root types. Clin Exp Dermatol 1992; 17(6): 421-423.

47. Rhodes T, Girman CJ, Savin RC, Kaufman KD, Guo S, Lilly FR, Siervogel RM, Chumlea WC. Prevalence of male pattern hair loss in 18-49 year old men. Dermatol Surg 1998; 24(12): 1330-1332.

48. Norwood OT. Male pattern baldness. Classification and incidence. South Med J 1975; 68(11): 1359-1365.

49. Hamilton JB. Patterned loss of hair in man. Types and incidence. Ann N Y Acad Sci 1951; 53(3): 708-728.

50. Chumlea WC, Rhodes T, Girman CJ, Johnson-Levonas A, Lilly FRW, Wu R, Guo SS. Family history and risk of hair loss. Dermatology (Basel) 2004; 209(1): 33-39.

51. Alsantali A, Shapiro J. Androgens and hair loss. Curr Opin Endocrinol Diabetes Obes 2009; 16(3): 246-253.

52. Ellis JA, Stebbing M, Harrap SB. Genetic analysis of male pattern baldness and the 5alpha-reductase genes. J Invest Dermatol 1998; 110(6): 849-853.

53. Rodriguez TA, Fernandes KE, Dresser KL, Duvic M. Concordance rate of alopecia areata in identical twins supports both genetic and environmental factors. J Am Acad Dermatol 2010; 62(3): 525-527.

54. Garton RA, McMichael AJ, Sugarman J, Greer K, Setaluri V. Association of a polymorphism in the ornithine decarboxylase gene with male androgenetic alopecia. J Am Acad Dermatol 2005; 52(3 Pt 1): 535-536.

55. Ellis JA, Stebbing M, Harrap SB. Polymorphism of the androgen receptor gene is associated with male pattern baldness. J Invest Dermatol 2001; 116(3): 452-455.

56. Hillmer AM, Hanneken S, Ritzmann S, Becker T, Freudenberg J, Brockschmidt FF, Flaquer A, Freudenberg-Hua Y, Jamra RA, Metzen C, Heyn U, Schweiger N, Betz RC, Blaumeiser B, Hampe J, Schreiber S, Schulze TG, Hennies HC, Schumacher J, Propping P, Ruzicka T, Cichon S, Wienker TF, Kruse R, Nothen MM. Genetic variation in the human androgen receptor gene is the major determinant of common early-onset androgenetic alopecia. Am J Hum Genet 2005; 77(1): 140-148.

57. Ellis JA, Scurrah KJ, Cobb JE, Zaloumis SG, Duncan AE, Harrap SB. Baldness and the androgen receptor. The AR polyglycine repeat polymorphism does not confer susceptibility to androgenetic alopecia. Hum Genet 2007; 121(3-4): 451-457.

58. Hillmer AM, Brockschmidt FF, Hanneken S, Eigelshoven S, Steffens M, Flaquer A, Herms S, Becker T, Kortüm A-K, Nyholt DR, Zhao ZZ, Montgomery GW, Martin NG, Mühleisen TW, Alblas MA, Moebus S, Jöckel K-H, Bröcker-Preuss M, Erbel R, Reinartz R, Betz RC, Cichon S, Propping P, Baur MP, Wienker TF, Kruse R, Nöthen MM. Susceptibility variants for male-pattern baldness on chromosome 20p11. Nat Genet 2008; 40(11): 1279-1281.

59. Richards JB, Yuan X, Geller F, Waterworth D, Bataille V, Glass D, Song K, Waeber G, Vollenweider P, Aben KKH, Kiemeney LA, Walters B, Soranzo N, Thorsteinsdottir U, Kong A, Rafnar T, Deloukas P, Sulem P, Stefansson H, Stefansson K, Spector TD, Mooser V. Male-pattern baldness susceptibility locus at 20p11. Nat. Genet 2008; 40(11): 1282-1284.

60. Hillmer AM, Flaquer A, Hanneken S, Eigelshoven S, Kortüm A-K, Brockschmidt FF, Golla A, Metzen C, Thiele H, Kolberg S, Reinartz R, Betz RC, Ruzicka T, Hennies HC, Kruse R, Nöthen MM. Genome-wide scan and fine-mapping linkage study of androgenetic alopecia reveals a locus on chromosome 3q26. Am J Hum Genet 2008; 82(3): 737-743.

61. Courchay G, Boyera N, Bernard BA, Mahe Y. Messenger RNA expression of steroidogenesis enzyme subtypes in the human pilosebaceous unit. Skin Pharmacol 1996; 9(3): 169-176.

62. Grino PB, Griffin JE, Wilson JD. Testosterone at high concentrations interacts with the human androgen receptor similarly to dihydrotestosterone. Endocrinology 1990; 126(2): 1165-1172.

63. Bayne EK, Flanagan J, Einstein M, Ayala J, Chang B, Azzolina B, Whiting DA, Mumford RA, Thiboutot D, Singer II, Harris G. Immunohistochemical localization of types 1 and 2 5alpha-reductase in human scalp. Br J Dermatol 1999; 141(3): 481-491.

64. Sawaya ME, Price VH. Different levels of 5alpha-reductase type I and II, aromatase, and androgen receptor in hair follicles of women and men with androgenetic alopecia. J Invest Dermatol 1997; 109(3): 296-300.

65. Hibberts NA, Howell AE, Randall VA. Balding hair follicle dermal papilla cells contain higher levels of androgen receptors than those from non-balding scalp. J Endocrinol 1998; 156(1): 59-65.

66. Sawaya ME, Honig LS, Hsia SL. Increased androgen binding capacity in sebaceous glands in scalp of male-pattern baldness. J Invest Dermatol 1989; 92(1): 91-95.

67. Lee P, Zhu C-C, Sadick NS, Diwan AH, Zhang PS, Liu JS, Prieto VG. Expression of androgen receptor coactivator ARA70/ELE1 in androgenic alopecia. J Cutan Pathol 2005; 32(8): 567-571.

68. Inui S, Fukuzato Y, Nakajima T, Kurata S, Itami S. Androgen receptor coactivator Hic-5/ARA55 as a molecular regulator of androgen sensitivity in dermal papilla cells of human hair follicles. J Invest Dermatol 2007; 127(10): 2302-2306.

69. Kwack MH, Sung YK, Chung EJ, Im SU, Ahn JS, Kim MK, Kim JC. Dihydrotestosterone-inducible dickkopf 1 from balding dermal papilla cells causes apoptosis in follicular keratinocytes. J Invest Dermatol 2008; 128(2): 262-269.

70. El-Domyati M, Attia S, Saleh F, Bassyouni M, Barakat M, Abdel-Wahab H. Evaluation of apoptosis regulatory markers in androgenetic alopecia. J Cosmet Dermatol 2010; 9(4): 267-275.

71. Ellis JA, Sinclair R, Harrap SB. Androgenetic alopecia. pathogenesis and potential for therapy. Expert Rev Mol Med 2002; 4(22): 1-11.

72. Lee W-S, Ro BI, Hong SP, Bak H, Sim W-Y, Kim DW, Park JK, Ihm C-W, Eun HC, Kwon OS, Choi GS, Kye YC, Yoon TY, Kim S-J, Kim HO, Kang H, Goo J, Ahn S-Y, Kim M, Jeon SY, Oh TH. A new classification of pattern hair loss that is universal for men and women: Basic and specific (BASP) classification. J Am Acad Dermatol 2007; 57(1): 37-46.

73. Drake L, Hordinsky M, Fiedler V, Swinehart J, Unger WP, Cotterill PC, Thiboutot DM, Lowe N, Jacobson C, Whiting D, Stieglitz S, Kraus SJ, Griffin EI, Weiss D, Carrington P, Gencheff C, Cole GW, Pariser DM, Epstein ES, Tanaka W, Dallob A, Vandormael K, Geissler L, Waldstreicher J. The effects of finasteride on scalp skin and serum androgen levels in men with androgenetic alopecia. J Am Acad Dermatol 1999; 41(4): 550-554.

74. Kaufman KD, Olsen EA, Whiting D, Savin R, DeVillez R, Bergfeld W, Price VH, Van Neste D, Roberts JL, Hordinsky M, Shapiro J, Binkowitz B, Gormley GJ. Finasteride in the treatment of men with androgenetic alopecia. Finasteride Male Pattern Hair Loss Study Group. J Am Acad Dermatol 1998; 39(4 Pt 1): 578-589.

75. Leyden J, Dunlap F, Miller B, Winters P, Lebwohl M, Hecker D, Kraus S, Baldwin H, Shalita A, Draelos Z, Markou M, Thiboutot D, Rapaport M, Kang S, Kelly T, Pariser D, Webster G, Hordinsky M, Rietschel R, Katz HI, Terranella L, Best S, Round E, Waldstreicher J. Finasteride in the treatment of men with frontal male pattern hair loss. J Am Acad Dermatol 1999; 40(6 Pt 1): 930-937.

76. Price VH, Menefee E, Sanchez M, Kaufman KD. Changes in hair weight in men with androgenetic alopecia after treatment with finasteride (1 mg daily). Three- and 4-year results. J Am Acad Dermatol 2006; 55(1): 71-74.

77. Van Neste D, Fuh V, Sanchez-Pedreno P, Lopez-Bran E, Wolff H, Whiting D, Roberts J, Kopera D, Stene JJ, Calvieri S, Tosti A, Prens E, Guarrera M, Kanojia P, He W, Kaufman KD. Finasteride increases anagen hair in men with androgenetic alopecia. Br J Dermatol 2000; 143(4): 804-810.

78. Eun HC, Kwon OS, Yeon JH, Shin HS, Kim BY, Ro BI, Cho HK, Sim WY, Lew BL, Lee W-S, Park HY, Hong SP, Ji JH. Efficacy, safety, and tolerability of dutasteride 0.5 mg once daily in male patients with male pattern hair loss. A randomized, double-blind, placebo-controlled, phase III study. J Am Acad Dermatol 2010; 63(2): 252-258.

79. Olsen EA, Hordinsky M, Whiting D, Stough D, Hobbs S, Ellis ML, Wilson T, Rittmaster RS. The importance of dual 5alpha-reductase inhibition in the treatment of male pattern hair loss. Results of a randomized placebo-controlled study of dutasteride versus finasteride. J Am Acad Dermatol 2006; 55(6): 1014-1023.

80. Wester RC, Maibach HI, Guy RH, Novak E. Minoxidil stimulates cutaneous blood flow in human balding scalps. Pharmacodynamics measured by laser Doppler velocimetry and photopulse plethysmography. J Invest Dermatol 1984; 82(5): 515-517.

81. Bunker CB, Dowd PM. Alterations in scalp blood flow after the epicutaneous application of 3% minoxidil and 0.1% hexyl nicotinate in alopecia. Br J Dermatol 1987; 117(5): 668-669.

82. Lachgar S, Charveron M, Gall Y, Bonafe JL. Minoxidil upregulates the expression of vascular endothelial growth factor in human hair dermal papilla cells. Br J Dermatol 1998; 138(3): 407-411.

83. Uno H. The stumptailed macaque as a model for baldness. Effects of minoxidil. Int J Cosmet Sci 1986; 8(2): 63-71.

84. Mori O, Uno H. The effect of topical minoxidil on hair follicular cycles of rats. J Dermatol 1990; 17(5): 276-281.

85. Buhl AE, Waldon DJ, Conrad SJ, Mulholland MJ, Shull KL, Kubicek MF, Johnson GA, Brunden MN, Stefanski KJ, Stehle RG. Potassium channel conductance. A mechanism affecting hair growth both in vitro and in vivo. J Invest Dermatol 1992; 98(3): 315-319.

86. Buhl AE, Conrad SJ, Waldon DJ, Brunden MN. Potassium channel conductance as a control mechanism in hair follicles. J Invest. Dermatol 1993; 101(1 Suppl): 148S-152S.

87. Olsen EA, Dunlap FE, Funicella T, Koperski JA, Swinehart JM, Tschen EH, Trancik RJ. A randomized clinical trial of 5% topical minoxidil versus 2% topical minoxidil and placebo in the treatment of androgenetic alopecia in men. J Am Acad Dermatol 2002; 47(3): 377-385.

88. Olsen EA. Female pattern hair loss. J Am Acad Dermatol 2001; 45(3 Suppl): S70-80.

89. Olsen EA. Female pattern hair loss. In: Blume-Peytavi U, Tosti A, Whiting DA, Trüeb RM. Hair Growth and Disorders. 1st Auflage, Springer, Berlin, 2008, 172-186.

90. Birch MP, Messenger JF, Messenger AG. Hair density, hair diameter and the prevalence of female pattern hair loss. Br J Dermatol 2001; 144(2): 297-304.

91. Gan DCC, Sinclair RD. Prevalence of male and female pattern hair loss in Maryborough. J Investig Dermatol Symp Proc 2005; 10(3): 184-189.

92. Venning VA, Dawber RP. Patterned androgenic alopecia in women. J Am Acad Dermatol 1988; 18(5 Pt 1): 1073-1077.

93. Xu F, Sheng Y-Y, Mu Z-L, Lou W, Zhou J, Ren Y-T, Qi S-S, Wang X-S, Fu Z-W, Yang Q-P. Prevalence and types of androgenetic alopecia in Shanghai, China. A community-based study. Br J Dermatol 2009; 160(3): 629-632.

94. Olsen EA. Female pattern hair loss and its relationship to permanent/cicatricial alopecia. A new perspective. J Investig Dermatol Symp Proc 2005; 10(3): 217-221.

95. Smith MA, Wells RS. Male-type alopecia, alopecia areata and normal hair in woman: Family histories. Arch Dermatol 1964; 8995-98.

96. Carey AH, Waterworth D, Patel K, White D, Little J, Novelli P, Franks S, Williamson R. Polycystic ovaries and premature male pattern baldness are associated with one allele of the steroid metabolism gene CYP17. Hum Mol Genet 1994; 3(10): 1873-1876.

97. Vierhapper H, Maier H, Nowotny P, Waldhäusl W. Production rates of testosterone and of dihydrotestosterone in female pattern hair loss. Metab Clin Exp 2003; 52(7): 927-929.

98. Futterweit W, Dunaif A, Yeh HC, Kingsley P. The prevalence of hyperandrogenism in 109 consecutive female patients with diffuse alopecia. J Am Acad Dermatol 1988; 19(5 Pt 1): 831-836.

99. Schmidt JB, Lindmaier A, Trenz A, Schurz B, Spona J. Hormone studies in females with androgenic hairloss. Gynecol Obstet Invest 1991; 31(4): 235-239.

100. Zajac JD. Women, androgens and skin. Exp Dermatol 2003; 12(2): 224.

101. Cela E, Robertson C, Rush K, Kousta E, White DM, Wilson H, Lyons G, Kingsley P, McCarthy MI, Franks S. Prevalence of polycystic ovaries in women with androgenic alopecia. Eur J Endocrinol 2003; 149(5): 439-442.

102. Ludwig E. Classification of the types of androgenetic alopecia (common baldness) occurring in the female sex. Br J Dermatol 1977; 97(3): 247-254.

103. Olsen EA. Disorders of hair growth. Diagnosis and treatment. 2nd Auflage, McGraw-Hill, Medical Pub. Division, New York, 2003.

104. DeVillez RL, Jacobs JP, Szpunar CA, Warner ML. Androgenetic alopecia in the female. Treatment with 2% topical minoxidil solution. Arch Dermatol 1994; 130(3): 303-307.

105. Jacobs JP, Szpunar CA, Warner ML. Use of topical minoxidil therapy for androgenetic alopecia in women. Int J Dermatol 1993; 32(10): 758-762.

106. Lucky AW, Piacquadio DJ, Ditre CM, Dunlap F, Kantor I, Pandya AG, Savin RC, Tharp MD. A randomized, placebo-controlled trial of 5% and 2% topical minoxidil solutions in the treatment of female pattern hair loss. J Am Acad Dermatol 2004; 50(4): 541-553.

107. Sinclair R, Wewerinke M, Jolley D. Treatment of female pattern hair loss with oral antiandrogens. Br J Dermatol 2005; 152(3): 466-473.

108. Cusan L, Dupont A, Gomez JL, Tremblay RR, Labrie F. Comparison of flutamide and spironolactone in the treatment of hirsutism. A randomized controlled trial. Fertil Steril 1994; 61(2): 281-287.

109. Peereboom-Wynia JD, van der Willigen AH, van Joost T, Stolz E. The effect of cyproterone acetate on hair roots and hair shaft diameter in androgenetic alopecia in females. Acta Derm Venereol 1989; 69(5): 395-398.

110. Vexiau P, Chaspoux C, Boudou P, Fiet J, Jouanique C, Hardy N, Reygagne P. Effects of minoxidil 2% vs. cyproterone acetate treatment on female androgenetic alopecia. A controlled, 12-month randomized trial. Br J Dermatol 2002; 146(6): 992-999.

111. Iorizzo M, Vincenzi C, Voudouris S, Piraccini BM, Tosti A. Finasteride treatment of female pattern hair loss. Arch Dermatol 2006; 142(3): 298-302.

112. Price VH, Roberts JL, Hordinsky M, Olsen EA, Savin R, Bergfeld W, Fiedler V, Lucky A, Whiting DA, Pappas F, Culbertson J, Kotey P, Meehan A, Waldstreicher J. Lack of efficacy of finasteride in postmenopausal women with androgenetic alopecia. J Am Acad Dermatol 2000; 43(5 Pt 1): 768-776.

113. Headington JT. Telogen effluvium. New concepts and review. Arch Dermatol 1993; 129(3): 356-363.

114. Trüeb RM. Chemotherapy-induced alopecia. Semin Cutan Med Surg 2009; 28(1): 11-14.

115. Tosti A, Piraccini BM. Loose anagen hair syndrome and loose anagen hair. Arch Dermatol 2002; 138(4): 521-522.

116. Baden HP, Kvedar JC, Magro CM. Loose anagen hair as a cause of hereditary hair loss in children. Arch Dermatol 1992; 128(10): 1349-1353.

117. Hamm H, Traupe H. Loose anagen hair of childhood. The phenomenon of easily pluckable hair. J Am Acad Dermatol 1989; 20(2 Pt 1): 242-248.

118. Price VH, Gummer CL. Loose anagen syndrome. J Am Acad Dermatol 1989; 20(2 Pt 1): 249-256.

119. Giacomini F, Starace M, Tosti A. Short anagen syndrome [Internet]. Pediatr Dermatol 2010; Epub ahead of print

120. Antaya RJ, Sideridou E, Olsen EA. Short anagen syndrome. J Am Acad Dermatol 2005; 53(2 Suppl 1): S130-134.

121. Guy WB, Esmundson WF. Diffuse cyclic hair loss in women. Arch Dermatol 1960; 81(2): 205-207.

122. Rebora A. Telogen effluvium. Dermatology (Basel) 1997; 195(3): 209-212.

123. Lengg N, Heidecker B, Seifert B, Trüeb RM. Dietary supplement increases anagen hair rate in women with telogen effluvium. Results of a double-blind, placebo-controlled trial. Therapy 2007; 4(1): 59-65.

124. Safavi KH, Muller SA, Suman VJ, Moshell AN, Melton LJ. Incidence of alopecia areata in Olmsted County, Minnesota, 1975 through 1989. Mayo Clin Proc 1995; 70(7): 628-633.

125. Yang S, Yang J, Liu JB, Wang HY, Yang Q, Gao M, Liang YH, Lin GS, Lin D, Hu XL, Fan L, Zhang XJ. The genetic epidemiology of alopecia areata in China. Br J Dermatol 2004; 151(1): 16-23.

126. Freyschmidt-Paul P, Hoffmann R, McElwee KJ. Alopecia areata. In: Blume-Peytavi U, Tosti A, Whiting DA, Trüeb RM. Hair Growth and Disorders. 1st Auflage, Springer, Berlin, 2008, 311-332.

127. Whiting DA. Histopathologic features of alopecia areata. A new look. Arch Dermatol 2003; 139(12): 1555-1559.

128. Ahmed Z, Banik RL, Paul HK, Jaigirdar QH, Begum F, Chowdhury SA. Histopathological changes in different stages of alopecia areata. Mymensingh Med J 2010; 19(1): 100-105.

129. Alkhalifah A, Alsantali A, Wang E, McElwee KJ, Shapiro J. Alopecia areata update. Part I. Clinical picture, histopathology, and pathogenesis. J Am Acad Dermatol 2010; 62(2): 177-188, quiz 189-190.

130. Seyrafi H, Akhiani M, Abbasi H, Mirpour S, Gholamrezanezhad A. Evaluation of the profile of alopecia areata and the prevalence of thyroid function test abnormalities and serum autoantibodies in Iranian patients. BMC Dermatol 2005; 511.

131. Gilhar A, Ullmann Y, Berkutzki T, Assy B, Kalish RS. Autoimmune hair loss (alopecia areata) transferred by T lymphocytes to human scalp explants on SCID mice. J Clin Invest 1998; 101(1): 62-67.

132. Gupta AK, Ellis CN, Cooper KD, Nickoloff BJ, Ho VC, Chan LS, Hamilton TA, Tellner DC, Griffiths CE, Voorhees JJ. Oral cyclosporine for the treatment of alopecia areata. A clinical and immunohistochemical analysis. J Am Acad Dermatol 1990; 22(2 Pt 1): 242-250.

133. Alsaleh QA, Nanda A, al-Hasawi F, el-Kashlan M. Concurrent appearance of alopecia areata in siblings. Pediatr Dermatol 1995; 12(3): 285-286.

134. McDonagh AJG, Tazi-Ahnini R. Epidemiology and genetics of alopecia areata. Clin Exp Dermatol 2002; 27(5): 405-409.

135. McElwee K, Freyschmidt-Paul P, Ziegler A, Happle R, Hoffmann R. Genetic susceptibility and severity of alopecia areata in human and animal models. Eur J Dermatol 2001; 11(1): 11-16.

136. Lu W, Shapiro J, Yu M, Barekatain A, Lo B, Finner A, McElwee K. Alopecia areata. Pathogenesis and potential for therapy. Expert Rev Mol Med 2006; 8(14): 1-19.

137. Rodriguez TA, Duvic M. Onset of alopecia areata after Epstein-Barr virus infectious mononucleosis. J Am Acad Dermatol 2008; 59(1): 137-139.

138. Ikeda T. Produced alopecia areata based on the focal infection theory and mental motive theory. Dermatologica 1967; 134(1): 1-11.

139. McElwee KJ, Silva K, Boggess D, Bechtold L, King LE, Sundberg JP. Alopecia areata in C3H/HeJ mice involves leukocyte-mediated root sheath disruption in advance of overt hair loss. Vet Pathol 2003; 40(6): 643-650.

140. Ruiz-Doblado S, Carrizosa A, García-Hernández MJ. Alopecia areata. Psychiatric comorbidity and adjustment to illness. Int J Dermatol 2003; 42(6): 434-437.

141. Brajac I, Tkalcic M, Dragojević DM, Gruber F. Roles of stress, stress perception and trait-anxiety in the onset and course of alopecia areata. J Dermatol 2003; 30(12): 871-878.

142. Kakourou T, Karachristou K, Chrousos G. A case series of alopecia areata in children. Impact of personal and family history of stress and autoimmunity. J Eur Acad Dermatol Venereol 2007; 21(3): 356-359.

143. Picardi A, Pasquini P, Cattaruzza MS, Gaetano P, Baliva G, Melchi CF, Papi M, Camaioni D, Tiago A, Gobello T, Biondi M. Psychosomatic factors in first-onset alopecia areata. Psychosomatics 2003; 44(5): 374-381.

144. Gupta MA, Gupta AK, Watteel GN. Stress and alopecia areata. A psychodermatologic study. Acta Derm. Venereol 1997; 77(4): 296-298.

145. Liakopoulou M, Alifieraki T, Katideniou A, Kakourou T, Tselalidou E, Tsiantis J, Stratigos J. Children with alopecia areata. Psychiatric symptomatology and life events. J Am Acad Child Adolesc Psychiatry 1997; 36(5): 678-684.

146. Tosti A, Whiting D, Iorizzo M, Pazzaglia M, Misciali C, Vincenzi C, Micali G. The role of scalp dermoscopy in the diagnosis of alopecia areata incognita. J Am Acad Dermatol 2008; 59(1): 64-67.

147. Shapiro J, Madani S. Alopecia areata. Diagnosis and management. Int J Dermatol 1999; 38 Suppl 1 19-24.

148. Tosti A, Bellavista S, Iorizzo M. Alopecia areata. A long term follow-up study of 191 patients. J Am Acad Dermatol 2006; 55(3): 438-441.

149. Tosti A, Iorizzo M, Botta GL, Milani M. Efficacy and safety of a new clobetasol propionate 0.05% foam in alopecia areata. A randomized, double-blind placebo-controlled trial. J Eur Acad Dermatol Venereol 2006; 20(10): 1243-1247.

150. Mancuso G, Balducci A, Casadio C, Farina P, Staffa M, Valenti L, Milani M. Efficacy of betamethasone valerate foam formulation in comparison with betamethasone dipropionate lotion in the treatment of mild-to-moderate alopecia areata. A multicenter, prospective, randomized, controlled, investigator-blinded trial. Int J Dermatol 2003; 42(7): 572-575.

151. Chang KH, Rojhirunsakool S, Goldberg LJ. Treatment of severe alopecia areata with intralesional steroid injections. J Drugs Dermatol 2009; 8(10): 909-912.

152. Kar BR, Handa S, Dogra S, Kumar B. Placebo-controlled oral pulse prednisolone therapy in alopecia areata. J Am Acad Dermatol 2005; 52(2): 287-290.

153. Luggen P, Hunziker T. High-dose intravenous corticosteroid pulse therapy in alopecia areata. Own experience compared with the literature. J Dtsch Dermatol Ges 2008; 6(5): 375-378.

154. Bröcker EB, John SM, Steinhausen D, Hamm H. Topical immunotherapy with contact allergens in alopecia areata. Evidence for non-specific systemic suppression of cellular immune reactions. Arch Dermatol Res 1991; 283(2): 133-134.

155. Rokhsar CK, Shupack JL, Vafai JJ, Washenik K. Efficacy of topical sensitizers in the treatment of alopecia areata. J Am Acad Dermatol 1998; 39(5 Pt 1): 751-761.

156. Tosti A, Guidetti MS, Bardazzi F, Misciali C. Long-term results of topical immunotherapy in children with alopecia totalis or alopecia universalis. J Am Acad Dermatol 1996; 35(2 Pt 1): 199-201.

157. Zakaria W, Passeron T, Ostovari N, Lacour J-P, Ortonne J-P. 308-nm excimer laser therapy in alopecia areata. J Am Acad Dermatol 2004; 51(5): 837-838.

158. Al-Mutairi N. 308-nm excimer laser for the treatment of alopecia areata. Dermatol Surg 2007; 33(12): 1483-1487.

159. Al-Mutairi N. 308-nm excimer laser for the treatment of alopecia areata in children. Pediatr Dermatol 2009; 26(5): 547-550.

160. Fernández-Guarino M, Harto A, García-Morales I, Pérez-García B, Arrazola JM, Jaén P. Failure to treat alopecia areata with photodynamic therapy. Clin Exp Dermatol 2008; 33(5): 585-587.

161. Strober BE, Siu K, Alexis AF, Kim G, Washenik K, Sinha A, Shupack JL. Etanercept does not effectively treat moderate to severe alopecia areata. An open-label study. J Am Acad Dermatol 2005; 52(6): 1082-1084.

162. Price VH, Hordinsky MK, Olsen EA, Roberts JL, Siegfried EC, Rafal ES, Korman NJ, Altrabulsi B, Leung HM, Garovoy MR, Caro I, Whiting DA. Subcutaneous efalizumab is not effective in the treatment of alopecia areata. J Am Acad Dermatol 2008; 58(3): 395-402.

163. Moreno-Ramírez D, Camacho Martínez F. Frontal fibrosing alopecia. A survey in 16 patients. J Eur Acad Dermatol Venereol 2005; 19(6): 700-705.

164. Ross EK, Shapiro J. Primary cictrical alopecia. In: Blume-Peytavi U, Tosti A, Whiting DA, Trüeb RM. Hair Growth and Disorders. 1st Auflage, Springer, Berlin, 2008, 187-225.

165. Aten E, Brasz LC, Bornholdt D, Hooijkaas IB, Porteous ME, Sybert VP, Vermeer MH, Vossen RHAM, van der Wielen MJR, Bakker E, Breuning MH, Grzeschik K-H, Oosterwijk JC, den Dunnen JT. Keratosis follicularis spinulosa decalvans is caused by mutations in MBTPS2. Hum Mutat 2010; 31(10): 1125-33.

166. Koskenmies S, Järvinen TM, Onkamo P, Panelius J, Tuovinen U, Hasan T, Ranki A, Saarialho-Kere U. Clinical and laboratory characteristics of Finnish lupus erythematosus patients with cutaneous manifestations. Lupus 2008; 17(4): 337-347.

167. Asarch A, Gottlieb AB, Lee J, Masterpol KS, Scheinman PL, Stadecker MJ, Massarotti EM, Bush ML. Lichen planus-like eruptions. An emerging side effect of tumor necrosis factor-alpha antagonists. J Am Acad Dermatol 2009; 61(1): 104-111.

168. Olsen EA, Bergfeld WF, Cotsarelis G, Price VH, Shapiro J, Sinclair R, Solomon A, Sperling L, Stenn K, Whiting DA, Bernardo O, Bettencourt M, Bolduc C, Callendar V, Elston D, Hickman J, Ioffreda M, King L, Linzon C, McMichael A, Miller J, Mulinari F, Trancik R. Summary of North American Hair Research Society (NAHRS)-sponsored workshop on cicatricial alopecia, Duke University Medical Center, February 10 and 11, 2001. J Am Acad Dermatol 2003; 48(1): 103-110.

169. Smith KJ, Crittenden J, Skelton H. Lichen planopilaris-like changes arising within an epidermal nevus. Does this case suggest clues to the etiology of lichen planopilaris? J Cutan Med Surg 2000; 4(1): 30-35.

170. McElwee KJ. Etiology of cicatricial alopecias. A basic science point of view. Dermatol Ther 2008; 21(4): 212-220.

171. Al-Refu K, Goodfield M. Immunohistochemistry of ultrastructural changes in scarring lupus erythematosus. Clin Exp Dermatol 2011; 36(1): 63-68.

172. Chieregato C, Barba A, Zini A, Peroni A, Magnanini M, Rosina P. Discoid lupus erythematosus. Clinical and pathological study of 24 patients. J Eur Acad Dermatol Venereol 2004; 18(1): 113.

173. Fabbri P, Amato L, Chiarini C, Moretti S, Massi D. Scarring alopecia in discoid lupus erythematosus. A clinical, histopathologic and immunopathologic study. Lupus 2004; 13(6): 455-462.

174. Baima B, Sticherling M. Apoptosis in different cutaneous manifestations of lupus erythematosus. Br J Dermatol 2001; 144(5): 958-966.

175. Hayashi S, Matsushima H, Shimada S. Injury to the skin induces p53- and Fas-dependent bystander keratinocyte apoptosis in vivo. Br J Dermatol 2002; 147(3): 614-617.

176. Lancer HA, Bronstein BR, Nakagawa H, Bhan AK, Mihm MC. Follicular mucinosis. A detailed morphologic and immunopathologic study. J Am Acad Dermatol 1984; 10(5 Pt 1): 760-768.

177. Tan E, Martinka M, Ball N, Shapiro J. Primary cicatricial alopecias. A clinicopathology of 112 cases. J Am Acad Dermatol 2004; 50(1): 25-32.

178. Powell JJ, Dawber RP, Gatter K. Folliculitis decalvans including tufted folliculitis. Clinical, histological and therapeutic findings. Br J Dermatol 1999; 140(2): 328-333.

179. Brooke RC, Griffiths CE. Folliculitis decalvans. Clin Exp Dermatol 2001; 26(1): 120-122.

180. Adegbidi H, Atadokpede F, do Ango-Padonou F, Yedomon H. Keloid acne of the neck. Epidemiological studies over 10 years. Int J Dermatol 2005; 44 Suppl 149-50.

181. George AO, Akanji AO, Nduka EU, Olasode JB, Odusan O. Clinical, biochemical and morphologic features of acne keloidalis in a black population. Int J Dermatol 1993; 32(10): 714-716.

182. Herzberg AJ, Dinehart SM, Kerns BJ, Pollack SV. Acne keloidalis. Transverse microscopy, immunohistochemistry, and electron microscopy. Am J Dermatopathol 1990; 12(2): 109-121.

183. Goette DK, Berger TG. Acne keloidalis nuchae. A transepithelial elimination disorder. Int J Dermatol 1987; 26(7): 442-444.

184. Finner A, Shapiro J. Secondary cicatricial and other permanent alopecias. In: Blume-Peytavi U, Tosti A, Whiting DA, Trüeb RM. Hair Growth and Disorders. 1st Auflage, Springer, Berlin, 2008, 227-257.

185. Sperling LC. Scarring alopecia and the dermatopathologist. J Cutan Pathol 2001; 28(7): 333-342.

186. Templeton SF, Solomon AR. Scarring alopecia. A classification based on microscopic criteria. J Cutan Pathol 1994; 21(2): 97-109.

187. Matthews MS. Prenatal pressure necrosis of the scalp. Ann Plast Surg 1999; 43(1): 74-76.

188. Hanly AJ, Jorda M, Badiavas E, Valencia I, Elgart GW. Postoperative pressure-induced alopecia. Report of a case and discussion of the role of apoptosis in non-scarring alopecia. J Cutan Pathol 1999; 26(7): 357-361.

189. Huang TT, Larson DL, Lewis SR. Burn alopecia. Plast Reconstr Surg 1977; 60(5): 763-767.

190. Roberts AH. The preservation of hair in burns of the scalp. Plast Reconstr Surg 1983; 72(6): 869-873.

191. Ottomann C, Hartmann B. Die Pathophysiologie des Verbrennungstraumas. Intensivmed 2004; 41(6): 380-387.

192. Dawber R. Cold kills! Clin Exp Dermatol 1988; 13(3): 137-150.

193. Sotiropoulos G, Kilaghbian T, Dougherty W, Henderson SO. Cold injury from pressurized liquid ammonia. A report of two cases. J Emerg Med 1998; 16(3): 409-412.

194. Bolduc C, Shapiro J. Hair care products. Waving, straightening, conditioning, and coloring. Clin Dermatol 2001; 19(4): 431-436.

195. Lund JJ, Unwala R, Xia L, Gottlieb V. Chemical scalp burns secondary to the hair highlighting process. Clinical and histopathologic features. Pediatr Dermatol 2010; 27(1): 74-78.

196. Jensen CD, Sosted H. Chemical burns to the scalp from hair bleach and dye. Acta Derm Venereol 2006; 86(5): 461-462.

197. Christenson GA, Pyle RL, Mitchell JE. Estimated lifetime prevalence of trichotillomania in college students. J Clin Psychiatry 1991; 52(10): 415-417.

198. Reeve E. Hair pulling in children and adolescents. In: Stein DJ, Christenson G, Hollander E. Trichotillomania. 1st Auflage, American Psychiatric Publishing, Inc., Washington, DC, 1999, 201-224.

199. Woods DW, Flessner C, Franklin ME, Wetterneck CT, Walther MR, Anderson ER, Cardona D. Understanding and treating trichotillomania. What we know and what we don't know. Psychiatr Clin North Am 2006; 29(2): 487-501, ix.

200. Trüeb RM, Gieler KJ. Psychocutaneous disorders of hair and scalp. In: Blume-Peytavi U, Tosti A, Whiting DA, Trüeb RM. Hair Growth and Disorders. 1st Auflage, Springer, Berlin, 2008, 408-426.

201. Duke DC, Bodzin DK, Tavares P, Geffken GR, Storch EA. The phenomenology of hairpulling in a community sample. J Anxiety Disord 2009; 23(8): 1118-1125.

202. Graber J. Trichotillomania. Compr Psychiatry 1993; 34(5): 340-346.

203. Rothbaum BO, Shaw L, Morris R, Ninan PT. Prevalence of trichotillomania in a college freshman population. J Clin Psychiatry 1993; 54(2): 72-73.

204. Christenson GA, Crow SJ. The characterization and treatment of trichotillomania. J Clin Psychiatry 1996; 57 Suppl 842-47; discussion 48-49.

205. Stroud JD. Hair loss in children. Pediatr Clin North Am 1983; 30(4): 641-657.

206. Swedo SE, Leonard HL, Rapoport JL. Childhood-onset obsessive compulsive disorder. Psychiatr Clin North Am 1992; 15(4): 767-775.

207. Christenson GA, MacKenzie TB, Mitchell JE. Adult men and women with trichotillomania. A comparison of male and female characteristics. Psychosomatics 1994; 35(2): 142-149.

208. Franklin ME, Flessner CA, Woods DW, Keuthen NJ, Piacentini JC, Moore P, Stein DJ, Cohen SB, Wilson MA. The child and adolescent trichotillomania impact project. Descriptive psychopathology, comorbidity, functional impairment, and treatment utilization. J Dev Behav Pediatr 2008; 29(6): 493-500.

209. Christenson GA, Mackenzie TB, Reeve EA. Familial trichotillomania. Am J Psychiatry 1992; 149(2): 283.

210. Novak CE, Keuthen NJ, Stewart SE, Pauls DL. A twin concordance study of trichotillomania. Am J Med Genet B Neuropsychiatr Genet 2009; 150B(7): 944-949.

211. Diefenbach GJ, Tolin DF, Hannan S, Crocetto J, Worhunsky P. Trichotillomania. Impact on psychosocial functioning and quality of life. Behav Res Ther 2005; 43(7): 869-884.

212. Elliott AJ, Fuqua RW. Trichotillomania. Conceptualization, measurement, and treatment. Behavior Therapy 2000; 31(3): 529-545.

213. Grant JE, Odlaug BL, Kim SW. N-acetylcysteine, a glutamate modulator, in the treatment of trichotillomania: a double-blind, placebo-controlled study. Arch Gen Psychiatry 2009; 66(7): 756-763.

214. The WHOQOL Group. The World Health Organization quality of life assessment (WHOQOL). Position paper from the World Health Organization. Soc Sci Med 1995; 41(10): 1403-1409.

215. Renneber B, Lippke S. Lebensqualität. In: Renneberg B, Hammelstein P. Gesundheitspsychologie. Springer, Berlin Heidelberg, 2006, 29-34.

216. Augustin M, Amon U, Braathen L, Bullinger M, Gieler U, Klein GF, Schultz-Amlung W. Erfassung von Lebensqualitat in der Dermatologie. J Deut Dermatol Gesell 2004; 2(9): 802-806.

217. Bullinger M, Ravens-Sieberer U, Siegrist J. Gesundheitsbezogene Lebensqualität in der Medizin. Eine Einführung. In: Brähler E, Bullinger M, Siegrist J, Ravens-Sieberer U. Lebensqualitätsforschung aus medizinpsychologischer und - soziologischer Perspektive. Hogrefe-Verlag, Göttingen, 2000, 11-21.

218. Schumacher J, Klaiberg A, Brähler E. Diagnostische Verfahren zu Lebensqualität und Wohlbefinden. 1st Auflage, Hogrefe-Verlag, Göttingen, 2003.

219. Cash TF. The psychological effects of androgenetic alopecia in men. J Am Acad Dermatol 1992; 26(6): 926-931.

220. Cash TF, Price VH, Savin RC. Psychological effects of androgenetic alopecia on women. Comparisons with balding men and with female control subjects. J Am Acad Dermatol 1993; 29(4): 568-575.

221. Cartwright T, Endean N, Porter A. Illness perceptions, coping and quality of life in patients with alopecia. Br J Dermatol 2009; 160(5): 1034-1039.

222. Hirsso P, Rajala U, Laakso M, Hiltunen L, Härkönen P, Keinänen-Kiukaanniemi S. Health-related quality of life and physical well-being among a 63-year-old cohort of women with androgenetic alopecia. A Finnish population-based study. Health Qual Life Outcomes 2005; 349.

223. Dubois M, Baumstarck-Barrau K, Gaudy-Marqueste C, Richard M-A, Loundou A, Auquier P, Grob J-J. Quality of life in alopecia areata. A study of 60 cases. J Invest Dermatol 2010; 130(12): 2830-3.

224. Ferraz LB, de Almeida FA, Vasconcellos MRA, Ferraz MB. Alopecia impairs the quality of life of patients with lupus erythematosus. Arch Dermatol 2006; 142(1): 110.

225. van der Donk J, Passchier J, Dutree-Meulenberg RO, Stolz E, Verhage F. Psychologic characteristics of men with alopecia androgenetica and their modification. Int J Dermatol 1991; 30(1): 22-28.

226. Girman CJ, Hartmaier S, Roberts J, Bergfeld W, Waldstreicher J. Patient-perceived importance of negative effects of androgenetic alopecia in women. J Womens Health Gend Based Med 1999; 8(8): 1091-1095.

227. Paus R, Arck P. Neuroendocrine perspectives in alopecia areata. Does stress play a role? J Invest Dermatol 2009; 129(6): 1324-1326.

228. Tucker P. Bald is beautiful. The psychosocial impact of alopecia areata. J Health Psychol 2009; 14(1): 142-151.

229. Welsh N, Guy A. The lived experience of alopecia areata. A qualitative study. Body Image 2009; 6(3): 194-200.

230. Güleç AT, Tanriverdi N, Dürü C, Saray Y, Akçali C. The role of psychological factors in alopecia areata and the impact of the disease on the quality of life. Int J Dermatol 2004; 43(5): 352-356.

231. Tan E, Tay Y-K, Goh C-L, Chin Giam Y. The pattern and profile of alopecia areata in Singapore. A study of 219 Asians. Int J Dermatol 2002; 41(11): 748-753.

232. Schmidt S, Fischer TW, Chren MM, Strauss BM, Elsner P. Strategies of coping and quality of life in women with alopecia. Br J Dermatol 2001; 144(5): 1038-1043.

233. Soriano JL, O'Sullivan RL, Baer L, Phillips KA, McNally RJ, Jenike MA. Trichotillomania and self-esteem. A survey of 62 female hair pullers. J Clin Psychiatry 1996; 57(2): 77-82.

234. Stemberger RM, Thomas AM, Mansueto CS, Carter JG. Personal toll of trichotillomania:. Behavioral and interpersonal sequelae. J Anxiety Disord 2000; 14(1): 97-104.

235. Chren MM, Lasek RJ, Quinn LM, Mostow EN, Zyzanski SJ. Skindex. A quality-of-life measure for patients with skin disease: reliability, validity, and responsiveness. J Invest Dermatol 1996; 107(5): 707-713.

236. Hunt SM, McKenna SP, McEwen J, Williams J, Papp E. The Nottingham Health Profile. Subjective health status and medical consultations. Soc Sci Med A 1981; 15(3 Pt 1): 221-229.

237. Finlay AY, Khan GK. Dermatology Life Quality Index (DLQI). A simple practical measure for routine clinical use. Clin Exp Dermatol 1994; 19(3): 210-216.

238. Faller H, Lang H. Medizinische Psychologie und Soziologie. 3rd Auflage, SpringerMedizin, Heidelberg, 2010.

239. Littman AJ, White E. Reliability and validity of self-reported male balding patterns for use in epidemiologic studies. Ann Epidemiol 2005; 15(10): 771-772.

240. Taylor R, Matassa J, Leavy JE, Fritschi L. Validity of self reported male balding patterns in epidemiological studies. BMC Public Health 2004; 4(60): 1-5.

241. Tenforde AS, Sainani KL, Fredericson M. Electronic web-based surveys. An effective and emerging tool in research. PM R 2010; 2(4): 307-309.

242. Braunsberger K, Wybenga H, Gates R. A comparison of reliability between telephone and web-based surveys. J Bus Res 2007; 60(7): 758-764.

243. Lasek RJ, Chren MM. Acne vulgaris and the quality of life of adult dermatology patients. Arch Dermatol 1998; 134(4): 454-458.

244. Tabolli S, Alessandroni L, Gaido J, Sampogna F, Di Pietro C, Abeni D. Health-related quality of life and nail disorders. Acta Derm Venereol 2007; 87(3): 255-259.

245. Weinstock MA, Lee KC, Chren M-M, Marcolivio K. Quality of life in the actinic neoplasia syndrome. The VA Topical Tretinoin Chemoprevention (VATTC) Trial. J Am Acad Dermatol 2009; 61(2): 207-215.

246. Staubach P, Eckhardt-Henn A, Dechene M, Vonend A, Metz M, Magerl M, Breuer P, Maurer M. Quality of life in patients with chronic urticaria is differentially impaired and determined by psychiatric comorbidity. Br J Dermatol 2006; 154(2): 294-298.

247. Linthorst Homan MW, Spuls PI, de Korte J, Bos JD, Sprangers MA, van der Veen JPW. The burden of vitiligo. Patient characteristics associated with quality of life. J Am Acad Dermatol 2009; 61(3): 411-420.

248. Weber A, Heger S, Sinkgraven R, Heckmann M, Elsner P, Rzany B. Psychosocial aspects of patients with focal hyperhidrosis. Marked reduction of social phobia, anxiety and depression and increased quality of life after treatment with botulinum toxin A. Br J Dermatol 2005; 152(2): 342-345.

249. Jones-Caballero M, Chren MM, Soler B, Pedrosa E, Peñas PF. Quality of life in mild to moderate acne. Relationship to clinical severity and factors influencing change with treatment. J Eur Acad Dermatol Venereol 2007; 21(2): 219-226.

250. Fowler JF, Ghosh A, Sung J, Emani S, Chang J, Den E, Thorn D, Person J, Duh MS. Impact of chronic hand dermatitis on quality of life, work productivity, activity impairment, and medical costs. J Am Acad Dermatol 2006; 54(3): 448-457.

251. Moroi M, Uchi S, Nakamura K, Sato S, Shimizu N, Fujii M, Kumagai T, Saito M, Uchiyama K, Watanabe T, Yamaguchi H, Yamamoto T, Takeuchi S, Furue M. Beneficial effect of a diet containing heat-killed Lactobacillus paracasei K71 on adult type atopic dermatitis. J Dermatol 2011; 38(2): 131-139.

252. Kobayashi M, Kabashima K, Nakamura M, Tokura Y. Effects of oral antibiotic roxithromycin on quality of life in acne patients. J Dermatol 2009; 36(7): 383-391.

253. Sampogna F, Chren MM, Melchi CF, Pasquini P, Tabolli S, Abeni D. Age, gender, quality of life and psychological distress in patients hospitalized with psoriasis. Br J Dermatol 2006; 154(2): 325-331.

254. Ortonne JP, Ganslandt C, Tan J, Nordin P, Kragballe K, Segaert S. Quality of life in patients with scalp psoriasis treated with calcipotriol/betamethasone dipropionate scalp formulation. A randomized controlled trial. J Eur Acad Dermatol Venereol 2009; 23(8): 919-926.

255. Meunier SA, Tolin DF, Franklin M. Affective and sensory correlates of hair pulling in pediatric trichotillomania. Behav Modif 2009; 33(3): 396-407.

256. Casati J, Toner BB, Yu B. Psychosocial issues for women with trichotillomania. Compr Psychiatry 2000; 41(5): 344-351.

257. Hale ED, Treharne GJ, Norton Y, Lyons AC, Douglas KMJ, Erb N, Kitas GD. „Concealing the evidence". The importance of appearance concerns for patients with systemic lupus erythematosus. Lupus 2006; 15(8): 532-540.

258. Koo JY, Shellow WV, Hallman CP, Edwards JE. Alopecia areata and increased prevalence of psychiatric disorders. Int J Dermatol 1994; 33(12): 849-850.

259. Harth W, Gieler U. Psychosomatische Dermatologie. Springer Medizin Verlag Heidelberg, Berlin, Heidelberg, 2006.

260. Koo J, Lebwohl A. Psycho dermatology. The mind and skin connection. Am Fam Physician 2001; 64(11): 1873-1878.

261. Colón E. Lifetime prevalence of psychiatric disorders in patients with alopecia areata. Comprehensive Psychiatry 1991; 32(3): 245-251.

262. Dickerson FB, Sommerville J, Origoni AE, Ringel NB, Parente F. Experiences of stigma among outpatients with schizophrenia. Schizophr Bull 2002; 28(1): 143-155.

263. Link BG, Struening EL, Rahav M, Phelan JC, Nuttbrock L. On stigma and its consequences. Evidence from a longitudinal study of men with dual diagnoses of mental illness and substance abuse. J Health Soc Behav 1997; 38(2): 177-190.

264. Corrigan PW, Penn DL. Lessons from social psychology on discrediting psychiatric stigma. Am Psychol 1999; 54(9): 765-776.

265. Rosman S. Cancer and stigma. Experience of patients with chemotherapy-induced alopecia. Patient Educ Couns 2004; 52(3): 333-339.

266. Matzer F, Egger JW, Kopera D. Psychosocial stress and coping in alopecia areata. A questionnaire survey and qualitative study among 45 patients [Internet]. Acta Derm Venereol 2011;

267. Lorr M, Wunderlich RA. Two objective measures of self-esteem. J Pers Assess 1986; 50(1): 18-23.

268. Miller CT, Rothblum ED, Felicio D, Brand P. Compensating for stigma. Obese and nonobese women's reactions to being visible. Pers Soc Psychol Bull 1995; 21(10): 1093 -1106.

269. Wells PA, Willmoth T, Russell RJ. Does fortune favour the bald. Psychological correlates of hair loss in males. Br J Psychol 1995; 86 (Pt 3)337-344.

270. Baxley KO, Erdman LK, Henry EB, Roof BJ. Alopecia. Effect on cancer patients' body image. Cancer Nurs 1984; 7(6): 499-503.

271. Münstedt K, Manthey N, Sachsse S, Vahrson H. Changes in self-concept and body image during alopecia induced cancer chemotherapy. Support Care Cancer 1997; 5(2): 139-143.

272. Carpenter JS, Brockopp DY. Evaluation of self-esteem of women with cancer receiving chemotherapy. Oncol Nurs Forum 1994; 21(4): 751-757.

273. Reeve EA, Savage TA, Bernstein GA. Psychiatric diagnoses in children with alopecia areata. J Am Acad Child Adolesc Psychiatry 1996; 35(11): 1518-1522.

274. Firooz A, Firoozabadi MR, Ghazisaidi B, Dowlati Y. Concepts of patients with alopecia areata about their disease. BMC Dermatol 2005; 51.

275. McElhone K, Abbott J, Teh LS. A review of health related quality of life in systemic lupus erythematosus. Lupus 2006; 15(10): 633-643.

6 Abbildungsverzeichnis

Abb. 1: Skala nach Hamilton-Norwood [49] 13
Abb. 2: Haarausfallmuster bei FPHL [103] 17
Abb. 3: Altersverteilung in Kategorien 51
Abb. 4: Verteilung der Alopezieformen getrennt nach Geschlecht 52
Abb. 5: mGLQ-Wert der verschiedenen Alopezieformen (MV, SE) 53
Abb. 6: Mittelwerte der Skala *Symptome* für die verschiedenen Alopezieformen im Vergleich (MV, SE) 54
Abb. 7: Mittelwerte der Skala *Funktionen* für die verschiedenen Alopezieformen im Vergleich (MV, SE) 55
Abb. 8: Mittelwerte der Skala *Emotionen* für die verschiedenen Alopezieformen im Vergleich (MV, SE) 56
Abb. 9: Mittelwerte der Skala *Stigmatisierung* für die verschiedenen Alopezieformen im Vergleich (MV, SE) 58
Abb. 10: Mittelwerte der Skala *Selbstvertrauen* für die verschiedenen Alopezieformen im Vergleich (MV, SE) 59
Abb. 11: mGLQ-Wert und LQ-Skalen-Werte für AGA/FPHL (MV, SE) 60
Abb. 12: mGLQ-Wert und LQ-Skalen-Werte für AGA/FPHL getrennt nach Geschlecht (MV, SE) 61
Abb. 13: mGLQ-Wert und LQ-Skalen-Werte für AGA/FPHL getrennt nach Ausprägungsstufe (MV, SE) 62
Abb. 14: mGLQ-Wert und LQ-Skalen-Werte für AGA/FPHL getrennt nach Alterskategorien (MV, SE) 63
Abb. 15: mGLQ-Wert und LQ-Skalen-Werte für TE (MV, SE) 64
Abb. 16: mGLQ-Wert und LQ-Skalen-Werte für TE getrennt nach Geschlecht (MV, SE).. 65
Abb. 17: mGLQ-Wert und LQ-Skalen-Werte für TE getrennt nach Ausprägungsstufe 66
Abb. 18: mGLQ-Wert und LQ-Skalen-Werte für TE getrennt nach Alter 67
Abb. 19: mGLQ-Wert und LQ-Skalen-Werte für AA (MV, SE) 68
Abb. 20: mGLQ-Wert und LQ-Skalen-Werte für AA getrennt nach Geschlecht (MV, SE). 69
Abb. 21: mGLQ-Wert und LQ-Skalen-Werte für AA getrennt nach Ausprägungsstufe (MV, SE) 69
Abb. 22: mGLQ-Wert und LQ-Skalen-Werte für AA getrennt aktiv und inaktiv (MV, SE) 71
Abb. 23: mGLQ-Wert und LQ-Skalen-Werte für AA getrennt nach betroffenen Lokalisationen (MV, SE) 72
Abb. 24: mGLQ-Wert und LQ-Skalen-Werte für AA getrennt nach mit Nagelanomalien und ohne Nagelprobleme (MV, SE) 73
Abb. 25: mGLQ-Wert und LQ-Skalen-Werte für AA getrennt nach Alter (MV, SE) 74
Abb. 26: mGLQ-Wert und LQ-Skalen-Werte für VA (MV, SE) 75
Abb. 27: mGLQ-Wert und LQ-Skalen-Werte für VA getrennt nach Ausprägungsstufe (MV, SE) 76
Abb. 28: mGLQ-Wert und LQ-Skalen-Werte für VA getrennt nach Alter (MV, SE) 77
Abb. 29: mGLQ-Wert und LQ-Skalen-Werte für TA (MV, SE) 78
Abb. 30: mGLQ-Wert und LQ-Skalen-Werte für TA getrennt nach Ausprägungsstufe (MV, SE) 79
Abb. 31: mGLQ-Wert und LQ-Skalen-Werte für TA getrennt nach Alter (MV, SE) 80

Abb. 32: mGLQ-Wert und LQ-Skalen-Werte für TTM (MV, SE) 81
Abb. 33: mGLQ-Wert und LQ-Skalen-Werte für TTM getrennt
nach Ausprägungsstufe (MV, SE) 82
Abb. 34: Verteilung der von TTM betroffenen Lokalisationen.. 83
Abb. 35: mGLQ-Wert und LQ-Skalen-Werte für TTM getrennt
nach betroffenen Lokalisationen (MV, SE)... 83
Abb. 36: mGLQ-Wert und LQ-Skalen-Werte für TTM getrennt nach Alter (MV, SE)........ 84

7 Tabellenverzeichnis

Tab. 1: Klassifikation der primären vernarbenden Alopezien [168] 26
Tab. 2: Anzahl und Verteilung der auswertbaren Fälle 48
Tab. 3: Übersicht der ausgewerteten/gefilterten Fälle. 49
Tab. 4: Signifikanzwerte der Vergleiche der mGLQ-Werte aller Alopezieformen 53
Tab. 5: Signifikanzwerte der Vergleiche der *Symptome*-Skala-Werte aller Alopezieformen 54
Tab. 6: Signifikanzwerte der Vergleiche der *Funktionen*-Skala-Werte aller Alopezieformen 56
Tab. 7: Signifikanzwerte der Vergleiche der *Emotionen*-Skala-Werte aller Alopezieformen 57
Tab. 8: Signifikanzwerte der Vergleiche der *Stigmatisierung*-Skala-Werte aller Alopezieformen 58
Tab. 9: Signifikanzwerte der Vergleiche der *Selbstvertrauen*-Skala-Werte aller Alopezieformen 59
Tab. 10: Korrelationskoeffizienten des mGLQ-Wertes und Skalenwerte mit der Ausprägungsstufe für AGA/FPHL 62
Tab. 11: Korrelationskoeffizienten des mGLQ-Wertes und Skalenwerte mit dem Alter für AGA/FPHL 63
Tab. 12: Korrelationskoeffizienten des mGLQ-Wertes und Skalenwerte mit der Ausprägungsstufe für TE 66
Tab. 13: Korrelationskoeffizienten des mGLQ-Wertes und Skalenwerte mit dem Alter für TE 67
Tab. 14: Korrelationskoeffizienten des mGLQ-Wertes und Skalenwerte mit der Ausprägungsstufe für AA 70
Tab. 15: Übersicht der Signifikanzwerte für die Skala *Symptome* zum Einfluss betroffener Lokalisationen bei AA 72
Tab. 16: Übersicht der Signifikanzwerte für die Skala *Funktionen* zum Einfluss betroffener Lokalisationen bei Alopecia areata 72
Tab. 17: Übersicht der Signifikanzwerte für die Skala *Selbstvertrauen* zum Einfluss betroffener Lokalisationen bei Alopecia areata 73
Tab. 18: Übersicht der Signifikanzwerte des Vergleichs des mGLQ-Wertes und der Skalenwerte bei AA mit Nagelanomalien und ohne Nagelprobleme 73
Tab. 19: Korrelationskoeffizienten des mGLQ-Wertes und Skalenwerte mit dem Alter für AA 74
Tab. 20: Korrelationskoeffizienten des mGLQ-Wertes und Skalenwerte mit der Ausprägungsstufe und dem Alter bei VA 77
Tab. 21: Korrelationskoeffizienten des mGLQ-Wertes und Skalenwerte mit der Ausprägungsstufe und dem Alter bei TA 80
Tab. 22: Korrelationskoeffizienten des mGLQ-Wertes und der Skalenwerte mit der Ausprägungsstufe und dem Alter bei TTM 84
Tab. 23: Übersicht der Skindex-Werte verschiedener Dermatosen 87

Anhang

Deskriptive Statistik der LQ-Skalen bei Haarausfall mit weiblichem Muster (nur Frauen)

Deskriptive Statistik

	N	Minimum	Maximum	Mittelwert		Standardabweichung	Varianz
	Statistik	Statistik	Statistik	Statistik	Standardfehler	Statistik	Statistik
Symptome	262	,00	93,75	30,8206	1,24507	20,15328	406,155
Funktionen	262	,00	100,00	40,3973	1,57162	25,43894	647,140
Emotionen	262	2,50	100,00	66,4981	1,25880	20,37538	415,156
Stigmatisierung	262	,00	97,50	43,6450	1,13139	18,31310	335,370
Selbstvertrauen	262	5,56	100,00	50,0530	1,15365	18,67345	348,698
Gültige Werte (Listenweise)	262						

Deskriptive Statistik der LQ-Skalen bei androgenetischer Alopezie (nur Männer)

Deskriptive Statistik

	N	Minimum	Maximum	Mittelwert		Standardabweichung	Varianz
	Statistik	Statistik	Statistik	Statistik	Standardfehler	Statistik	Statistik
Symptome	430	,00	84,38	27,8416	,95121	19,72473	389,065
Funktionen	430	,00	95,45	39,7780	1,24066	25,72690	661,873
Emotionen	430	,00	100,00	59,8314	1,13259	23,48592	551,589
Stigmatisierung	430	,00	95,00	41,8256	,98580	20,44191	417,872
Selbstvertrauen	430	,00	100,00	50,6848	,91660	19,00703	361,267
Gültige Werte (Listenweise)	430						

Deskriptive Statistik der Skala *Symptome* bei androgenetischer Alopezie / Haarausfall mit weiblichem Muster

Deskriptive Statistik

	N	Minimum	Maximum	Mittelwert		Standardabweichung	Varianz
	Statistik	Statistik	Statistik	Statistik	Standardfehler	Statistik	Statistik
Meine Kopfhaut schmerzt.	692	0	100	19,44	,990	26,041	678,119
Meine Kopfhaut brennt.	692	0	100	19,83	1,025	26,958	726,709
Meine Kopfhaut juckt.	692	0	100	39,85	1,172	30,830	950,520
Wasser (z.B. beim Haarewaschen) beeinträchtigt den Zustand meiner Haare und meiner Kopfhaut.	692	0	100	31,83	1,210	31,819	1012,464
Meine Kopfhaut ist in einem schlechten Zustand.	692	0	100	29,41	1,109	29,166	850,661
Meine Kopfhaut ist gereizt.	692	0	100	33,16	1,170	30,791	948,074
Meine Haare sind sehr empfindlich.	692	0	100	54,44	1,237	32,547	1059,278
Meine Kopfhaut blutet.	692	0	100	3,79	,476	12,511	156,538
Gültige Werte (Listenweise)	692						

Deskriptive Statistik der Skala *Funktionen* bei androgenetischer Alopezie / Haarausfall mit weiblichem Muster

Deskriptive Statistik

	N	Minimum	Maximum	Mittelwert		Standardabweichung	Varianz
	Statistik	Statistik	Statistik	Statistik	Standardfehler	Statistik	Statistik
Der Zustand meiner Haare beeinflusst, wie gut ich schlafe.	692	0	100	31,36	1,200	31,560	996,054
Der Zustand meiner Haare behindert mich bei meiner Arbeit oder meinen Freizeitaktivitäten.	692	0	100	53,90	1,290	33,934	1151,542
Der Zustand meiner Haare beeinträchtigt mein gesellschaftliches und soziales Leben.	692	0	100	63,55	1,164	30,608	936,853
Wegen meines Haarausfalls bleibe ich häufiger zu Hause.	692	0	100	35,33	1,232	32,417	1050,830
Der Zustand meiner Haare beeinflusst, wie eng zusammen ich mit Menschen sein kann, die mir nahestehen.	692	0	100	40,21	1,214	31,926	1019,240
Ich mache häufiger etwas alleine wegen meines Haarausfalls.	692	0	100	35,87	1,273	33,491	1121,630
Wegen des Zustands meiner Haare fällt es mir schwer, anderen Leuten Zuneigung zu zeigen.	692	0	100	35,77	1,268	33,350	1112,220
Der Zustand meiner Haare hat einen Einfluss auf meine Beziehungen zu anderen Menschen.	692	0	100	49,31	1,304	34,297	1176,265
Mein Haarausfall ist ein Problem für die Menschen, die mir nahestehen.	692	0	100	27,24	1,111	29,227	854,238
Ich verkehre wegen des Zustands meiner Haut weniger mit anderen Leuten.	692	0	100	30,78	1,254	32,986	1088,102
Mein Sexualleben ist durch den Haarausfall beeinträchtigt.	692	0	100	36,81	1,370	36,045	1299,275
Gültige Werte (Listenweise)	692						

Deskriptive Statistik der Skala *Emotionen* bei androgenetischer Alopezie / Haarausfall mit weiblichem Muster

Deskriptive Statistik

	N	Minimum	Maximum	Mittelwert		Standardabweichung	Varianz
	Statistik	Statistik	Statistik	Statistik	Standardfehler	Statistik	Statistik
Ich mache mir Sorgen, dass mit meinen Haaren etwas Ernstes sein könnte.	692	0	100	53,36	1,397	36,742	1349,947
Der Zustand meiner Haare macht mich depressiv.	692	0	100	62,68	1,127	29,635	878,223
Ich schäme mich wegen meiner Haare.	692	0	100	58,24	1,204	31,670	1002,965
Ich habe Angst, dass sich mein Haarausfall verschlimmern könnte.	692	0	100	85,55	,833	21,911	480,089
Der Zustand meiner Haare macht mich wütend.	692	0	100	61,78	1,201	31,606	998,934
Mein Haarausfall ist mir peinlich.	692	0	100	65,46	1,192	31,360	983,433
Der Zustand meiner Haare frustriert mich.	692	0	100	77,82	1,016	26,718	713,828
Ich fühle mich durch den Zustand meiner Haare gedemütigt.	692	0	100	53,00	1,353	35,598	1267,226
Der Zustand meiner Kopfhaut/Haare macht mich ärgerlich und reizbar.	692	0	100	53,40	1,285	33,802	1142,575
Der Zustand meiner Haare nervt mich.	692	0	100	82,23	,900	23,685	560,959
Gültige Werte (Listenweise)	692						

Deskriptive Statistik der Skala *Stigmatisierung* bei androgenetischer Alopezie / Haarausfall mit weiblichem Muster

Deskriptive Statistik

	N	Minimum	Maximum	Mittelwert		Standardabweichung	Varianz
	Statistik	Statistik	Statistik	Statistik	Standardfehler	Statistik	Statistik
Ich mache mir Sorgen, dass der Zustand meiner Kopfhaut zu Vernarbung / Entstellung führen könnte.	692	0	100	27,67	1,274	33,518	1123,450
Es bereitet mir Probleme, im Bus, Kino oder Theater zu sitzen, wo andere meine Haare genau sehen können.	692	0	100	50,07	1,317	34,658	1201,153
Ich fühle mich wie ein Außenseiter wegen des Zustands meiner Haare.	692	0	100	40,17	1,202	31,615	999,536
Andere Leute machen sich wegen des Zustands meiner Haare lustig über mich.	692	0	100	25,04	,988	25,993	675,650
Ich gehe trotz des Zustands meiner Haare/Kopfhaut so oft wie üblich zum Friseur.	692	0	100	45,99	1,368	35,979	1294,496
Die Leute reden hinter meinem Rücken über meinen Haarausfall / das Aussehen meiner Haare.	692	0	100	24,64	,924	24,319	591,403
Der Zustand meiner Haare entstellt mich.	692	0	100	45,52	1,270	33,406	1115,937
Ich hasse meine Haare, wenn ich sie im Ausguss, im Kamm, auf dem Sofa sehe.	692	0	100	61,13	1,398	36,771	1352,129
Der Zustand meiner Haare ist das, was die Leute hauptsächlich an mir wahrnehmen.	692	0	100	35,04	1,098	28,883	834,224
Ich sehe jeden Morgen/Abend in den Spiegel, um zu sehen, ob mein Haar weniger geworden ist.	692	0	100	69,87	1,202	31,612	999,332
Gültige Werte (Listenweise)	692						

Deskriptive Statistik der Skala *Selbstvertrauen* bei androgenetischer Alopezie / Haarausfall mit weiblichem Muster

Deskriptive Statistik

	N	Minimum	Maximum	Mittelwert		Standardabweichung	Varianz
	Statistik	Statistik	Statistik	Statistik	Standardfehler	Statistik	Statistik
Ich habe den Zustand meiner Haare im Griff.	692	0	100	68,93	,975	25,647	657,755
Ich bin trotz des Zustands meiner Haare zufrieden mit mir.	692	0	100	56,61	1,062	27,932	780,215
Das Leben ist trotz des Zustands meiner Haare lebenswert.	692	0	100	33,85	1,131	29,746	884,822
Ich mache mir Sorgen darüber, dass ich mit meinen Haaren alt aussehe.	692	0	100	56,65	1,233	32,434	1051,985
Der Zustand meiner Haare erschwert es mir, soviel wie sonst zu erreichen.	692	0	100	47,47	1,301	34,223	1171,237
Im Großen und Ganzen habe ich trotz meiner Haare Selbstvertrauen.	692	0	100	44,08	1,076	28,295	800,591
Andere Leute zeigen Verständnis für den Zustand meiner Haare.	692	0	100	40,57	1,007	26,503	702,387
Verglichen mit anderen habe ich Glück, dass ich diese Haare habe.	692	0	100	60,12	1,138	29,935	896,079
Ich wurde bisher von meinem Arzt mit meinen Haarproblemen überhaupt nicht ernst genommen.	692	0	100	45,74	1,357	35,685	1273,407
Gültige Werte (Listenweise)	692						

Deskriptive Statistik der LQ-Skalen bei diffusen Alopezien (nur Frauen)

Deskriptive Statistik

	N	Minimum	Maximum	Mittelwert		Standardabweichung	Varianz
	Statistik	Statistik	Statistik	Statistik	Standardfehler	Statistik	Statistik
Symptome	648	,00	87,50	31,7949	,71986	18,32468	335,794
Funktionen	648	,00	100,00	34,0313	1,01345	25,79830	665,552
Emotionen	648	5,00	100,00	62,3071	,81631	20,77985	431,802
Stigmatisierung	648	,00	90,00	38,6343	,76548	19,48591	379,701
Selbstvertrauen	648	,00	94,44	47,0679	,74196	18,88722	356,727
Gültige Werte (Listenweise)	648						

Deskriptive Statistik der LQ-Skalen bei diffusen Alopezien (nur Männer)

Deskriptive Statistik

	N	Minimum	Maximum	Mittelwert		Standardabweichung	Varianz
	Statistik	Statistik	Statistik	Statistik	Standardfehler	Statistik	Statistik
Symptome	36	,00	71,88	40,1042	3,20459	19,22755	369,699
Funktionen	36	,00	93,18	45,5177	4,46032	26,76192	716,200
Emotionen	36	12,50	100,00	65,7639	3,84060	23,04359	531,007
Stigmatisierung	36	7,50	85,00	47,3611	3,72804	22,36822	500,337
Selbstvertrauen	36	11,11	86,11	54,6296	2,97781	17,86684	319,224
Gültige Werte (Listenweise)	36						

Deskriptive Statistik der Skala *Symptome* bei diffusen Alopezien

Deskriptive Statistik

	N	Minimum	Maximum	Mittelwert		Standardabweichung	Varianz
	Statistik	Statistik	Statistik	Statistik	Standardfehler	Statistik	Statistik
Meine Kopfhaut schmerzt.	684	0	100	22,92	1,027	26,857	721,312
Meine Kopfhaut brennt.	684	0	100	20,61	1,013	26,492	701,819
Meine Kopfhaut juckt.	684	0	100	41,08	1,165	30,476	928,769
Wasser (z.B. beim Haarewaschen) beeinträchtigt den Zustand meiner Haare und meiner Kopfhaut.	684	0	100	39,44	1,303	34,075	1161,140
Meine Kopfhaut ist in einem schlechten Zustand.	684	0	100	29,82	1,144	29,924	895,430
Meine Kopfhaut ist gereizt.	684	0	100	33,52	1,195	31,256	976,968
Meine Haare sind sehr empfindlich.	684	0	100	65,86	1,129	29,525	871,729
Meine Kopfhaut blutet.	684	0	100	4,61	,541	14,150	200,210
Gültige Werte (Listenweise)	684						

Deskriptive Statistik der Skala *Symptome* bei diffusen Alopezien

Deskriptive Statistik

	N	Minimum	Maximum	Mittelwert		Standardabweichung	Varianz
	Statistik	Statistik	Statistik	Statistik	Standardfehler	Statistik	Statistik
Der Zustand meiner Haare beeinflusst, wie gut ich schlafe.	684	0	100	32,09	1,237	32,341	1045,916
Der Zustand meiner Haare behindert mich bei meiner Arbeit oder meinen Freizeitaktivitäten.	684	0	100	49,27	1,284	33,568	1126,844
Der Zustand meiner Haare beeinträchtigt mein gesellschaftliches und soziales Leben.	684	0	100	54,97	1,285	33,617	1130,087
Wegen meines Haarausfalls bleibe ich häufiger zu Hause.	684	0	100	29,50	1,225	32,027	1025,697
Der Zustand meiner Haare beeinflusst, wie eng zusammen ich mit Menschen sein kann, die mir nahestehen.	684	0	100	33,70	1,207	31,570	996,694
Ich mache häufiger etwas alleine wegen meines Haarausfalls.	684	0	100	31,94	1,249	32,654	1066,272
Wegen des Zustands meiner Haare fällt es mir schwer, anderen Leuten Zuneigung zu zeigen.	684	0	100	28,58	1,228	32,127	1032,173
Der Zustand meiner Haare hat einen Einfluss auf meine Beziehungen zu anderen Menschen.	684	0	100	37,50	1,336	34,952	1221,633
Mein Haarausfall ist ein Problem für die Menschen, die mir nahestehen.	684	0	100	28,11	1,162	30,378	922,801
Ich verkehre wegen des Zustands meiner Haut weniger mit anderen Leuten.	684	0	100	27,27	1,223	31,991	1023,408
Mein Sexualleben ist durch den Haarausfall beeinträchtigt.	684	0	100	28,07	1,254	32,800	1075,846
Gültige Werte (Listenweise)	684						

Deskriptive Statistik der Skala *Emotionen* bei diffusen Alopezien

Deskriptive Statistik

	N	Minimum	Maximum	Mittelwert		Standardabweichung	Varianz
	Statistik	Statistik	Statistik	Statistik	Standardfehler	Statistik	Statistik
Ich mache mir Sorgen, dass mit meinen Haaren etwas Ernstes sein könnte.	684	0	100	72,95	,928	24,265	588,777
Der Zustand meiner Haare macht mich depressiv.	684	0	100	59,80	1,193	31,189	972,725
Ich schäme mich wegen meiner Haare.	684	0	100	50,80	1,245	32,571	1060,846
Ich habe Angst, dass sich mein Haarausfall verschlimmern könnte.	684	0	100	86,00	,691	18,063	326,265
Der Zustand meiner Haare macht mich wütend.	684	0	100	60,12	1,211	31,681	1003,681
Mein Haarausfall ist mir peinlich.	684	0	100	58,70	1,213	31,715	1005,845
Der Zustand meiner Haare frustriert mich.	684	0	100	77,78	,942	24,642	607,207
Ich fühle mich durch den Zustand meiner Haare gedemütigt.	684	0	100	44,55	1,393	36,433	1327,363
Der Zustand meiner Kopfhaut/Haare macht mich ärgerlich und reizbar.	684	0	100	53,33	1,248	32,649	1065,971
Der Zustand meiner Haare nervt mich.	684	0	100	81,54	,914	23,899	571,153
Gültige Werte (Listenweise)	684						

Deskriptive Statistik der Skala *Stigmatisierung* bei diffusen Alopezien

Deskriptive Statistik

	N	Minimum	Maximum	Mittelwert		Standardabweichung	Varianz
	Statistik	Statistik	Statistik	Statistik	Standardfehler	Statistik	Statistik
Ich mache mir Sorgen, dass der Zustand meiner Kopfhaut zu Vernarbung / Entstellung führen könnte.	684	0	100	32,89	1,326	34,673	1202,223
Es bereitet mir Probleme, im Bus, Kino oder Theater zu sitzen, wo andere meine Haare genau sehen können.	684	0	100	38,96	1,335	34,921	1219,492
Ich fühle mich wie ein Außenseiter wegen des Zustands meiner Haare.	684	0	100	32,31	1,250	32,686	1068,375
Andere Leute machen sich wegen des Zustands meiner Haare lustig über mich.	684	0	100	12,87	,807	21,107	445,510
Ich gehe trotz des Zustands meiner Haare/Kopfhaut so oft wie üblich zum Friseur.	684	0	100	49,78	1,370	35,818	1282,895
Die Leute reden hinter meinem Rücken über meinen Haarausfall / das Aussehen meiner Haare.	684	0	100	18,35	,874	22,870	523,035
Der Zustand meiner Haare entstellt mich.	684	0	100	35,89	1,286	33,633	1131,195
Ich hasse meine Haare,wenn ich sie im Ausguss, im Kamm,auf dem Sofa sehe.	684	0	100	71,89	1,210	31,646	1001,498
Der Zustand meiner Haare ist das,was die Leute hauptsächlich an mir wahrnehmen.	684	0	100	28,62	1,093	28,581	816,866
Ich sehe jeden Morgen/Abend in den Spiegel, um zu sehen, ob mein Haar weniger geworden ist.	684	0	100	69,37	1,201	31,398	985,841
Gültige Werte (Listenweise)	684						

Deskriptive Statistik der Skala *Selbstvertrauen* bei diffusen Alopezien

Deskriptive Statistik

	N	Minimum	Maximum	Mittelwert		Standardabweichung	Varianz
	Statistik	Statistik	Statistik	Statistik	Standardfehler	Statistik	Statistik
Ich habe den Zustand meiner Haare im Griff.	684	0	100	72,37	,918	24,018	576,886
Ich bin trotz des Zustands meiner Haare zufrieden mit mir.	684	0	100	55,88	1,108	28,969	839,224
Das Leben ist trotz des Zustands meiner Haare lebenswert.	684	0	100	33,44	1,172	30,656	939,776
Ich mache mir Sorgen darüber, dass ich mit meinen Haaren alt aussehe.	684	0	100	44,59	1,255	32,832	1077,943
Der Zustand meiner Haare erschwert es mir, soviel wie sonst zu erreichen.	684	0	100	35,01	1,288	33,689	1134,919
Im Großen und Ganzen habe ich trotz meiner Haare Selbstvertrauen.	684	0	100	42,95	1,187	31,035	963,161
Andere Leute zeigen Verständnis für den Zustand meiner Haare.	684	0	100	35,96	1,068	27,929	780,034
Verglichen mit anderen habe ich Glück, dass ich diese Haare habe.	684	0	100	53,58	1,241	32,467	1054,135
Ich wurde bisher von meinem Arzt mit meinen Haarproblemen überhaupt nicht ernst genommen.	684	0	100	53,40	1,391	36,380	1323,532
Gültige Werte (Listenweise)	684						

Deskriptive Statistik der LQ-Skalen bei Alopecia areata (nur Frauen)

Deskriptive Statistik

	N	Minimum	Maximum	Mittelwert		Standardabweichung	Varianz
	Statistik	Statistik	Statistik	Statistik	Standardfehler	Statistik	Statistik
Symptome	502	,00	100,00	23,5309	,80543	18,04600	325,658
Funktionen	502	,00	100,00	39,6097	1,10461	24,74922	612,524
Emotionen	502	,00	100,00	56,5787	1,05021	23,53036	553,678
Stigmatisierung	502	5,00	97,50	44,9104	,86538	19,38917	375,940
Selbstvertrauen	502	,00	100,00	42,1591	,82087	18,39190	338,262
Gültige Werte (Listenweise)	502						

Deskriptive Statistik der LQ-Skalen bei Alopecia areata (nur Männer)

Deskriptive Statistik

	N	Minimum	Maximum	Mittelwert		Standardabweichung	Varianz
	Statistik	Statistik	Statistik	Statistik	Standardfehler	Statistik	Statistik
Symptome	131	,00	65,63	14,3368	1,28460	14,70294	216,176
Funktionen	131	,00	93,18	33,1888	2,37450	27,17740	738,611
Emotionen	131	,00	100,00	45,8015	2,35194	26,91916	724,641
Stigmatisierung	131	2,50	85,00	40,5344	1,72755	19,77277	390,962
Selbstvertrauen	131	8,33	86,11	40,5216	1,66489	19,05554	363,114
Gültige Werte (Listenweise)	131						

Deskriptive Statistik der Items der Skala *Symptome* bei Alopecia areata

Deskriptive Statistik

	N	Minimum	Maximum	Mittelwert		Standardabweichung	Varianz
	Statistik	Statistik	Statistik	Statistik	Standardfehler	Statistik	Statistik
Meine Kopfhaut schmerzt.	633	0	100	16,15	,943	23,716	562,434
Meine Kopfhaut brennt.	633	0	100	13,67	,921	23,170	536,862
Meine Kopfhaut juckt.	633	0	100	34,64	1,211	30,456	927,558
Wasser (z.B. beim Haarewaschen) beeinträchtigt den Zustand meiner Haare und meiner Kopfhaut.	633	0	100	19,87	1,148	28,878	833,961
Meine Kopfhaut ist in einem schlechten Zustand.	633	0	100	21,09	1,060	26,675	711,547
Meine Kopfhaut ist gereizt.	633	0	100	25,08	1,102	27,738	769,377
Meine Haare sind sehr empfindlich.	633	0	100	39,14	1,406	35,377	1251,512
Meine Kopfhaut blutet.	633	0	100	3,40	,528	13,279	176,341
Gültige Werte (Listenweise)	633						

Deskriptive Statistik der Items der Skala *Funktionen* bei Alopecia areata

Deskriptive Statistik

	N	Minimum	Maximum	Mittelwert		Standardabweichung	Varianz
	Statistik	Statistik	Statistik	Statistik	Standardfehler	Statistik	Statistik
Der Zustand meiner Haare beeinflusst, wie gut ich schlafe.	633	0	100	25,43	1,188	29,880	892,809
Der Zustand meiner Haare behindert mich bei meiner Arbeit oder meinen Freizeitaktivitäten.	633	0	100	56,12	1,369	34,435	1185,765
Der Zustand meiner Haare beeinträchtigt mein gesellschaftliches und soziales Leben.	633	0	100	58,73	1,326	33,367	1113,372
Wegen meines Haarausfalls bleibe ich häufiger zu Hause.	633	0	100	34,20	1,251	31,467	990,146
Der Zustand meiner Haare beeinflusst, wie eng zusammen ich mit Menschen sein kann, die mir nahestehen.	633	0	100	38,90	1,331	33,492	1121,696
Ich mache häufiger etwas alleine wegen meines Haarausfalls.	633	0	100	31,00	1,251	31,471	990,408
Wegen des Zustands meiner Haare fällt es mir schwer, anderen Leuten Zuneigung zu zeigen.	633	0	100	35,23	1,306	32,847	1078,943
Der Zustand meiner Haare hat einen Einfluss auf meine Beziehungen zu anderen Menschen.	633	0	100	47,00	1,340	33,707	1136,150
Mein Haarausfall ist ein Problem für die Menschen, die mir nahestehen.	633	0	100	27,37	1,151	28,964	838,917
Ich verkehre wegen des Zustands meiner Haut weniger mit anderen Leuten.	633	0	100	30,45	1,247	31,383	984,884
Mein Sexualleben ist durch den Haarausfall beeinträchtigt.	633	0	100	36,65	1,453	36,559	1336,550
Gültige Werte (Listenweise)	633						

Deskriptive Statistik der Items der Skala *Emotionen* bei Alopecia areata

Deskriptive Statistik

	N	Minimum	Maximum	Mittelwert		Standardabweichung	Varianz
	Statistik	Statistik	Statistik	Statistik	Standardfehler	Statistik	Statistik
Ich mache mir Sorgen, dass mit meinen Haaren etwas Ernstes sein könnte.	633	0	100	56,12	1,449	36,444	1328,170
Der Zustand meiner Haare macht mich depressiv.	633	0	100	52,29	1,223	30,759	946,089
Ich schäme mich wegen meiner Haare.	633	0	100	50,91	1,346	33,872	1147,314
Ich habe Angst, dass sich mein Haarausfall verschlimmern könnte.	633	0	100	68,40	1,454	36,578	1337,956
Der Zustand meiner Haare macht mich wütend.	633	0	100	56,40	1,309	32,930	1084,395
Mein Haarausfall ist mir peinlich.	633	0	100	56,08	1,314	33,050	1092,300
Der Zustand meiner Haare frustriert mich.	633	0	100	71,21	1,140	28,675	822,232
Ich fühle mich durch den Zustand meiner Haare gedemütigt.	633	0	100	45,26	1,424	35,817	1282,883
Der Zustand meiner Kopfhaut/Haare macht mich ärgerlich und reizbar.	633	0	100	48,30	1,299	32,682	1068,116
Der Zustand meiner Haare nervt mich.	633	0	100	75,04	1,105	27,791	772,348
Gültige Werte (Listenweise)	633						

Deskriptive Statistik der Items der Skala *Stigmatisierung* bei Alopecia areata

Deskriptive Statistik

	N	Minimum	Maximum	Mittelwert		Standardabweichung	Varianz
	Statistik	Statistik	Statistik	Statistik	Standardfehler	Statistik	Statistik
Ich mache mir Sorgen, dass der Zustand meiner Kopfhaut zu Vernarbung / Entstellung führen könnte.	633	0	100	31,36	1,401	35,244	1242,139
Es bereitet mir Probleme, im Bus, Kino oder Theater zu sitzen, wo andere meine Haare genau sehen können.	633	0	100	49,33	1,367	34,399	1183,291
Ich fühle mich wie ein Außenseiter wegen des Zustands meiner Haare.	633	0	100	41,67	1,310	32,962	1086,498
Andere Leute machen sich wegen des Zustands meiner Haare lustig über mich.	633	0	100	18,76	,965	24,289	589,955
Ich gehe trotz des Zustands meiner Haare/Kopfhaut so oft wie üblich zum Friseur.	633	0	100	72,91	1,382	34,771	1209,021
Die Leute reden hinter meinem Rücken über meinen Haarausfall / das Aussehen meiner Haare.	633	0	100	32,50	1,021	25,682	659,583
Der Zustand meiner Haare entstellt mich.	633	0	100	49,57	1,382	34,774	1209,265
Ich hasse meine Haare,wenn ich sie im Ausguss, im Kamm,auf dem Sofa sehe.	633	0	100	51,30	1,587	39,918	1593,433
Der Zustand meiner Haare ist das,was die Leute hauptsächlich an mir wahrnehmen.	633	0	100	37,09	1,182	29,735	884,173
Ich sehe jeden Morgen/Abend in den Spiegel, um zu sehen, ob mein Haar weniger geworden ist.	633	0	100	55,57	1,512	38,044	1447,382
Gültige Werte (Listenweise)	633						

Deskriptive Statistik der Items der Skala *Selbstvertrauen* bei Alopecia areata

Deskriptive Statistik

	N	Minimum	Maximum	Mittelwert		Standardabweichung	Varianz
	Statistik	Statistik	Statistik	Statistik	Standardfehler	Statistik	Statistik
Ich habe den Zustand meiner Haare im Griff.	633	0	100	66,94	1,294	32,563	1060,380
Ich bin trotz des Zustands meiner Haare zufrieden mit mir.	633	0	100	48,14	1,166	29,324	859,880
Das Leben ist trotz des Zustands meiner Haare lebenswert.	633	0	100	26,54	1,141	28,695	823,375
Ich mache mir Sorgen darüber, dass ich mit meinen Haaren alt aussehe.	633	0	100	28,12	1,242	31,244	976,207
Der Zustand meiner Haare erschwert es mir, soviel wie sonst zu erreichen.	633	0	100	39,65	1,306	32,855	1079,468
Im Großen und Ganzen habe ich trotz meiner Haare Selbstvertrauen.	633	0	100	37,16	1,171	29,469	868,410
Andere Leute zeigen Verständnis für den Zustand meiner Haare.	633	0	100	26,46	,954	24,008	576,382
Verglichen mit anderen habe ich Glück, dass ich diese Haare habe.	633	0	100	64,93	1,366	34,366	1181,047
Ich wurde bisher von meinem Arzt mit meinen Haarproblemen überhaupt nicht ernst genommen.	633	0	100	38,43	1,345	33,831	1144,559
Gültige Werte (Listenweise)	633						

Deskriptive Statistik der LQ-Skalen bei vernarbenden Alopezien (nur Frauen)

Deskriptive Statistik

	N	Minimum	Maximum	Mittelwert		Standardabweichung	Varianz
	Statistik	Statistik	Statistik	Statistik	Standardfehler	Statistik	Statistik
Symptome	36	,00	81,25	38,1076	3,51667	21,10004	445,212
Funktionen	36	,00	97,73	40,3409	4,50412	27,02471	730,335
Emotionen	36	20,00	97,50	63,8194	3,12518	18,75106	351,602
Stigmatisierung	36	,00	80,00	45,0694	3,24815	19,48888	379,816
Selbstvertrauen	36	8,33	75,00	51,3889	2,58715	15,52292	240,961
Gültige Werte (Listenweise)	36						

Deskriptive Statistik der LQ-Skalen bei vernarbenden Alopezien (nur Männer)

Deskriptive Statistik

	N	Minimum	Maximum	Mittelwert		Standardabweichung	Varianz
	Statistik	Statistik	Statistik	Statistik	Standardfehler	Statistik	Statistik
Symptome	3	15,63	84,38	44,7917	20,51845	35,53900	1263,021
Funktionen	3	25,00	81,82	50,7576	16,61493	28,77791	828,168
Emotionen	3	52,50	92,50	68,3333	12,27577	21,26225	452,083
Stigmatisierung	3	27,50	95,00	55,0000	20,46338	35,44362	1256,250
Selbstvertrauen	3	44,44	94,44	63,8889	15,46601	26,78792	717,593
Gültige Werte (Listenweise)	3						

Deskriptive Statistik der Items der Skala *Symptome* bei vernarbenden Alopezien

Deskriptive Statistik

	N	Minimum	Maximum	Mittelwert		Standardabweichung	Varianz
	Statistik	Statistik	Statistik	Statistik	Standardfehler	Statistik	Statistik
Meine Kopfhaut schmerzt.	39	0	75	25,00	3,896	24,333	592,105
Meine Kopfhaut brennt.	39	0	100	30,13	5,210	32,535	1058,536
Meine Kopfhaut juckt.	39	0	100	51,92	5,540	34,596	1196,862
Wasser (z.B. beim Haarewaschen) beeinträchtigt den Zustand meiner Haare und meiner Kopfhaut.	39	0	75	26,28	4,494	28,068	787,787
Meine Kopfhaut ist in einem schlechten Zustand.	39	0	100	46,79	5,447	34,018	1157,220
Meine Kopfhaut ist gereizt.	39	0	100	52,56	5,259	32,845	1078,779
Meine Haare sind sehr empfindlich.	39	0	100	66,03	4,987	31,144	969,973
Meine Kopfhaut blutet.	39	0	75	10,26	3,523	22,003	484,143
Gültige Werte (Listenweise)	39						

Deskriptive Statistik der Items der Skala *Funktionen* bei vernarbenden Alopezien

Deskriptive Statistik

	N	Minimum	Maximum	Mittelwert		Standardabweichung	Varianz
	Statistik	Statistik	Statistik	Statistik	Standardfehler	Statistik	Statistik
Der Zustand meiner Haare beeinflusst, wie gut ich schlafe.	39	0	100	32,05	5,429	33,906	1149,629
Der Zustand meiner Haare behindert mich bei meiner Arbeit oder meinen Freizeitaktivitäten.	39	0	100	53,85	5,075	31,695	1004,555
Der Zustand meiner Haare beeinträchtigt mein gesellschaftliches und soziales Leben.	39	0	100	58,97	5,548	34,644	1200,236
Wegen meines Haarausfalls bleibe ich häufiger zu Hause.	39	0	100	40,38	5,481	34,228	1171,559
Der Zustand meiner Haare beeinflusst, wie eng zusammen ich mit Menschen sein kann, die mir nahestehen.	39	0	100	43,59	5,172	32,301	1043,354
Ich mache häufiger etwas alleine wegen meines Haarausfalls.	39	0	100	34,62	5,245	32,755	1072,874
Wegen des Zustands meiner Haare fällt es mir schwer, anderen Leuten Zuneigung zu zeigen.	39	0	100	33,97	5,771	36,041	1298,920
Der Zustand meiner Haare hat einen Einfluss auf meine Beziehungen zu anderen Menschen.	39	0	100	46,79	5,600	34,972	1223,009
Mein Haarausfall ist ein Problem für die Menschen, die mir nahestehen.	39	0	100	35,90	4,754	29,689	881,410
Ich verkehre wegen des Zustands meiner Haut weniger mit anderen Leuten.	39	0	100	37,82	5,423	33,869	1147,099
Mein Sexualleben ist durch den Haarausfall beeinträchtigt.	39	0	100	34,62	5,780	36,099	1303,138
Gültige Werte (Listenweise)	39						

Deskriptive Statistik der Items der Skala *Emotionen* bei vernarbenden Alopezien

Deskriptive Statistik

	N	Minimum	Maximum	Mittelwert		Standardabweichung	Varianz
	Statistik	Statistik	Statistik	Statistik	Standardfehler	Statistik	Statistik
Ich mache mir Sorgen, dass mit meinen Haaren etwas Ernstes sein könnte.	39	0	100	78,85	3,735	23,324	544,028
Der Zustand meiner Haare macht mich depressiv.	39	0	100	58,33	4,802	29,985	899,123
Ich schäme mich wegen meiner Haare.	39	0	100	58,33	5,302	33,113	1096,491
Ich habe Angst, dass sich mein Haarausfall verschlimmern könnte.	39	25	100	85,90	3,285	20,515	420,884
Der Zustand meiner Haare macht mich wütend.	39	0	100	62,82	4,487	28,022	785,256
Mein Haarausfall ist mir peinlich.	39	0	100	67,31	4,323	26,995	728,745
Der Zustand meiner Haare frustriert mich.	39	25	100	80,77	3,370	21,043	442,814
Ich fühle mich durch den Zustand meiner Haare gedemütigt.	39	0	100	47,44	6,282	39,234	1539,305
Der Zustand meiner Kopfhaut/Haare macht mich ärgerlich und reizbar.	39	0	100	57,05	4,587	28,648	820,682
Der Zustand meiner Haare nervt mich.	39	0	100	81,41	4,078	25,468	648,617
Gültige Werte (Listenweise)	39						

Deskriptive Statistik der Items der Skala *Stigmatisierung* bei vernarbenden Alopezien

Deskriptive Statistik

	N	Minimum	Maximum	Mittelwert		Standardabweichung	Varianz
	Statistik	Statistik	Statistik	Statistik	Standardfehler	Statistik	Statistik
Ich mache mir Sorgen, dass der Zustand meiner Kopfhaut zu Vernarbung / Entstellung führen könnte.	39	0	100	66,67	5,536	34,571	1195,175
Es bereitet mir Probleme, im Bus, Kino oder Theater zu sitzen, wo andere meine Haare genau sehen können.	39	0	100	55,77	5,546	34,632	1199,393
Ich fühle mich wie ein Außenseiter wegen des Zustands meiner Haare.	39	0	100	41,03	5,548	34,644	1200,236
Andere Leute machen sich wegen des Zustands meiner Haare lustig über mich.	39	0	75	10,90	3,285	20,515	420,884
Ich gehe trotz des Zustands meiner Haare/Kopfhaut so oft wie üblich zum Friseur.	39	0	100	52,56	6,282	39,234	1539,305
Die Leute reden hinter meinem Rücken über meinen Haarausfall / das Aussehen meiner Haare.	39	0	100	26,92	4,535	28,322	802,126
Der Zustand meiner Haare entstellt mich.	39	0	100	51,28	6,425	40,127	1610,155
Ich hasse meine Haare,wenn ich sie im Ausguss, im Kamm,auf dem Sofa sehe.	39	0	100	57,69	5,367	33,518	1123,482
Der Zustand meiner Haare ist das,was die Leute hauptsächlich an mir wahrnehmen.	39	0	100	33,97	4,902	30,612	937,078
Ich sehe jeden Morgen/Abend in den Spiegel, um zu sehen, ob mein Haar weniger geworden ist.	39	0	100	61,54	5,421	33,856	1146,255
Gültige Werte (Listenweise)	39						

Deskriptive Statistik der Items der Skala *Selbstvertrauen* bei vernarbenden Alopezien

Deskriptive Statistik

	N	Minimum	Maximum	Mittelwert		Standardabweichung	Varianz
	Statistik	Statistik	Statistik	Statistik	Standardfehler	Statistik	Statistik
Ich habe den Zustand meiner Haare im Griff.	39	0	100	73,08	3,717	23,216	538,968
Ich bin trotz des Zustands meiner Haare zufrieden mit mir.	39	0	100	63,46	3,987	24,899	619,939
Das Leben ist trotz des Zustands meiner Haare lebenswert.	39	0	100	35,90	4,928	30,777	947,200
Ich mache mir Sorgen darüber, dass ich mit meinen Haaren alt aussehe.	39	0	100	39,10	6,008	37,520	1407,726
Der Zustand meiner Haare erschwert es mir, soviel wie sonst zu erreichen.	39	0	100	41,03	5,235	32,690	1068,657
Im Großen und Ganzen habe ich trotz meiner Haare Selbstvertrauen.	39	0	100	46,15	4,360	27,229	741,397
Andere Leute zeigen Verständnis für den Zustand meiner Haare.	39	0	100	48,72	4,400	27,475	754,892
Verglichen mit anderen habe ich Glück, dass ich diese Haare habe.	39	0	100	69,87	4,608	28,780	828,273
Ich wurde bisher von meinem Arzt mit meinen Haarproblemen überhaupt nicht ernst genommen.	39	0	100	53,85	5,775	36,064	1300,607
Gültige Werte (Listenweise)	39						

Deskriptive Statistik der LQ-Skalen bei traumatisch bedingten Alopezien (nur Frauen)

Deskriptive Statistik

	N	Minimum	Maximum	Mittelwert		Standardabweichung	Varianz
	Statistik	Statistik	Statistik	Statistik	Standardfehler	Statistik	Statistik
Symptome	83	,00	62,50	22,7033	1,98864	18,11740	328,240
Funktionen	83	,00	88,64	37,3768	2,59522	23,64354	559,017
Emotionen	83	,00	95,00	42,4096	2,81887	25,68111	659,519
Stigmatisierung	83	2,50	82,50	38,7651	2,11621	19,27961	371,703
Selbstvertrauen	83	,00	75,00	38,5877	1,98629	18,09596	327,464
Gültige Werte (Listenweise)	83						

Deskriptive Statistik der LQ-Skalen bei traumatisch bedingten Alopezien (nur Männer)

Deskriptive Statistik

	N	Minimum	Maximum	Mittelwert		Standardabweichung	Varianz
	Statistik	Statistik	Statistik	Statistik	Standardfehler	Statistik	Statistik
Symptome	3	3,13	62,50	27,0833	18,07224	31,30204	979,818
Funktionen	3	18,18	93,18	46,9697	23,33776	40,42219	1633,953
Emotionen	3	22,50	87,50	51,6667	19,05766	33,00884	1089,583
Stigmatisierung	3	32,50	92,50	53,3333	19,59663	33,94235	1152,083
Selbstvertrauen	3	27,78	91,67	51,8519	20,05223	34,73148	1206,276
Gültige Werte (Listenweise)	3						

Deskriptive Statistik der Items der Skala *Symptome* bei traumatisch bedingten Alopezien

Deskriptive Statistik

	N	Minimum	Maximum	Mittelwert		Standardabweichung	Varianz
	Statistik	Statistik	Statistik	Statistik	Standardfehler	Statistik	Statistik
Meine Kopfhaut schmerzt.	86	0	100	24,42	2,981	27,647	764,364
Meine Kopfhaut brennt.	86	0	75	16,86	2,757	25,565	653,557
Meine Kopfhaut juckt.	86	0	100	33,72	3,328	30,862	952,462
Wasser (z.B. beim Haarewaschen) beeinträchtigt den Zustand meiner Haare und meiner Kopfhaut.	86	0	100	15,41	2,779	25,773	664,244
Meine Kopfhaut ist in einem schlechten Zustand.	86	0	100	21,80	3,061	28,387	805,831
Meine Kopfhaut ist gereizt.	86	0	100	26,16	3,092	28,673	822,161
Meine Haare sind sehr empfindlich.	86	0	100	40,70	3,746	34,736	1206,566
Meine Kopfhaut blutet.	86	0	75	3,78	1,463	13,568	184,080
Gültige Werte (Listenweise)	86						

Deskriptive Statistik der Items der Skala *Funktionen* bei traumatisch bedingten Alopezien

Deskriptive Statistik

	N	Minimum	Maximum	Mittelwert		Standardabweichung	Varianz
	Statistik	Statistik	Statistik	Statistik	Standardfehler	Statistik	Statistik
Der Zustand meiner Haare beeinflusst, wie gut ich schlafe.	86	0	100	27,91	3,106	28,804	829,685
Der Zustand meiner Haare behindert mich bei meiner Arbeit oder meinen Freizeitaktivitäten.	86	0	100	51,45	3,798	35,221	1240,510
Der Zustand meiner Haare beeinträchtigt mein gesellschaftliches und soziales Leben.	86	0	100	60,17	3,590	33,294	1108,499
Wegen meines Haarausfalls bleibe ich häufiger zu Hause.	86	0	100	35,47	3,294	30,550	933,311
Der Zustand meiner Haare beeinflusst, wie eng zusammen ich mit Menschen sein kann, die mir nahestehen.	86	0	100	37,50	3,249	30,135	908,088
Ich mache häufiger etwas alleine wegen meines Haarausfalls.	86	0	100	27,03	3,182	29,509	870,811
Wegen des Zustands meiner Haare fällt es mir schwer, anderen Leuten Zuneigung zu zeigen.	86	0	100	29,65	3,243	30,076	904,583
Der Zustand meiner Haare hat einen Einfluss auf meine Beziehungen zu anderen Menschen.	86	0	100	43,90	3,507	32,525	1057,883
Mein Haarausfall ist ein Problem für die Menschen, die mir nahestehen.	86	0	100	31,98	3,140	29,117	847,811
Ich verkehre wegen des Zustands meiner Haut weniger mit anderen Leuten.	86	0	100	29,65	3,243	30,076	904,583
Mein Sexualleben ist durch den Haarausfall beeinträchtigt.	86	0	100	40,12	3,863	35,826	1283,516
Gültige Werte (Listenweise)	86						

Deskriptive Statistik der Items der Skala *Emotionen* bei traumatisch bedingten Alopezien

Deskriptive Statistik

	N	Minimum	Maximum	Mittelwert		Standardabweichung	Varianz
	Statistik	Statistik	Statistik	Statistik	Standardfehler	Statistik	Statistik
Ich mache mir Sorgen, dass mit meinen Haaren etwas Ernstes sein könnte.	86	0	100	33,72	3,807	35,307	1246,580
Der Zustand meiner Haare macht mich depressiv.	86	0	100	48,55	3,343	31,002	961,098
Ich schäme mich wegen meiner Haare.	86	0	100	41,57	3,758	34,855	1214,860
Ich habe Angst, dass sich mein Haarausfall verschlimmern könnte.	86	0	100	40,12	4,058	37,628	1415,869
Der Zustand meiner Haare macht mich wütend.	86	0	100	42,73	3,530	32,735	1071,563
Mein Haarausfall ist mir peinlich.	86	0	100	44,19	3,760	34,868	1215,800
Der Zustand meiner Haare frustriert mich.	86	0	100	61,34	3,573	33,135	1097,897
Ich fühle mich durch den Zustand meiner Haare gedemütigt.	86	0	100	41,28	3,896	36,130	1305,404
Der Zustand meiner Kopfhaut/Haare macht mich ärgerlich und reizbar.	86	0	100	38,37	3,452	32,015	1024,966
Der Zustand meiner Haare nervt mich.	86	0	100	62,79	3,527	32,707	1069,767
Gültige Werte (Listenweise)	86						

Deskriptive Statistik der Items der Skala *Stigmatisierung* bei traumatisch bedingten Alopezien

Deskriptive Statistik

	N	Minimum	Maximum	Mittelwert		Standardabweichung	Varianz
	Statistik	Statistik	Statistik	Statistik	Standardfehler	Statistik	Statistik
Ich mache mir Sorgen, dass der Zustand meiner Kopfhaut zu Vernarbung / Entstellung führen könnte.	86	0	100	17,15	3,018	27,987	783,259
Es bereitet mir Probleme, im Bus, Kino oder Theater zu sitzen, wo andere meine Haare genau sehen können.	86	0	100	44,77	3,655	33,893	1148,769
Ich fühle mich wie ein Außenseiter wegen des Zustands meiner Haare.	86	0	100	42,44	3,700	34,315	1177,497
Andere Leute machen sich wegen des Zustands meiner Haare lustig über mich.	86	0	100	14,24	2,500	23,181	537,363
Ich gehe trotz des Zustands meiner Haare/Kopfhaut so oft wie üblich zum Friseur.	86	0	100	75,58	4,009	37,175	1382,011
Die Leute reden hinter meinem Rücken über meinen Haarausfall / das Aussehen meiner Haare.	86	0	100	23,55	2,527	23,438	549,333
Der Zustand meiner Haare entstellt mich.	86	0	100	48,55	4,244	39,362	1549,333
Ich hasse meine Haare,wenn ich sie im Ausguss, im Kamm,auf dem Sofa sehe.	86	0	100	42,73	4,132	38,323	1468,622
Der Zustand meiner Haare ist das,was die Leute hauptsächlich an mir wahrnehmen.	86	0	100	38,08	3,622	33,591	1128,334
Ich sehe jeden Morgen/Abend in den Spiegel, um zu sehen, ob mein Haar weniger geworden ist.	86	0	100	45,64	4,281	39,703	1576,351
Gültige Werte (Listenweise)	86						

Deskriptive Statistik der Items der Skala *Selbstvertrauen* bei traumatisch bedingten Alopezien

Deskriptive Statistik

	N	Minimum	Maximum	Mittelwert		Standardabweichung	Varianz
	Statistik	Statistik	Statistik	Statistik	Standardfehler	Statistik	Statistik
Ich habe den Zustand meiner Haare im Griff.	86	0	100	52,62	3,460	32,091	1029,839
Ich bin trotz des Zustands meiner Haare zufrieden mit mir.	86	0	100	46,80	3,116	28,901	835,243
Das Leben ist trotz des Zustands meiner Haare lebenswert.	86	0	100	26,45	3,049	28,272	799,333
Ich mache mir Sorgen darüber, dass ich mit meinen Haaren alt aussehe.	86	0	100	35,17	3,566	33,073	1093,793
Der Zustand meiner Haare erschwert es mir, soviel wie sonst zu erreichen.	86	0	100	32,27	3,356	31,123	968,622
Im Großen und Ganzen habe ich trotz meiner Haare Selbstvertrauen.	86	0	100	30,23	2,808	26,042	678,181
Andere Leute zeigen Verständnis für den Zustand meiner Haare.	86	0	100	22,97	2,489	23,078	532,575
Verglichen mit anderen habe ich Glück, dass ich diese Haare habe.	86	0	100	68,31	3,519	32,635	1065,065
Ich wurde bisher von meinem Arzt mit meinen Haarproblemen überhaupt nicht ernst genommen.	86	0	100	36,63	4,045	37,514	1407,319
Gültige Werte (Listenweise)	86						

Deskriptive Statistik der LQ-Skalen bei Trichotillomanie (nur Frauen)

Deskriptive Statistik

	N	Minimum	Maximum	Mittelwert		Standardabweichung	Varianz
	Statistik	Statistik	Statistik	Statistik	Standardfehler	Statistik	Statistik
Symptome	48	,00	81,25	32,1615	2,92459	20,26214	410,554
Funktionen	48	2,27	93,18	46,8750	3,34100	23,14711	535,789
Emotionen	48	20,00	95,00	66,9271	2,24576	15,55908	242,085
Stigmatisierung	48	12,50	92,50	49,5313	2,79078	19,33507	373,845
Selbstvertrauen	48	19,44	88,89	47,1065	2,40130	16,63668	276,779
Gültige Werte (Listenweise)	48						

Deskriptive Statistik der LQ-Skalen bei Trichotillomanie (nur Männer)

Deskriptive Statistik

	N	Minimum	Maximum	Mittelwert		Standardabweichung	Varianz
	Statistik	Statistik	Statistik	Statistik	Standardfehler	Statistik	Statistik
Symptome	3	,00	46,88	20,8333	13,77995	23,86758	569,661
Funktionen	3	6,82	52,27	24,2424	14,15268	24,51317	600,895
Emotionen	3	12,50	65,00	32,5000	16,39360	28,39454	806,250
Stigmatisierung	3	12,50	60,00	30,8333	14,74317	25,53592	652,083
Selbstvertrauen	3	19,44	47,22	31,4815	8,22981	14,25445	203,189
Gültige Werte (Listenweise)	3						

Deskriptive Statistik der Items der Skala *Symptome* bei Trichotillomanie

Deskriptive Statistik

	N	Minimum	Maximum	Mittelwert		Standardabweichung	Varianz
	Statistik	Statistik	Statistik	Statistik	Standardfehler	Statistik	Statistik
Meine Kopfhaut schmerzt.	51	0	75	27,45	3,587	25,620	656,373
Meine Kopfhaut brennt.	51	0	100	23,04	3,951	28,215	796,078
Meine Kopfhaut juckt.	51	0	100	46,57	4,143	29,589	875,490
Wasser (z.B. beim Haarewaschen) beeinträchtigt den Zustand meiner Haare und meiner Kopfhaut.	51	0	100	18,63	4,012	28,654	821,078
Meine Kopfhaut ist in einem schlechten Zustand.	51	0	100	32,84	4,112	29,364	862,255
Meine Kopfhaut ist gereizt.	51	0	100	46,57	4,202	30,008	900,490
Meine Haare sind sehr empfindlich.	51	0	100	45,59	4,886	34,895	1217,647
Meine Kopfhaut blutet.	51	0	75	11,27	2,828	20,195	407,843
Gültige Werte (Listenweise)	51						

Deskriptive Statistik der Items der Skala *Funktionen* bei Trichotillomanie

Deskriptive Statistik

	N	Minimum	Maximum	Mittelwert		Standardabweichung	Varianz
	Statistik	Statistik	Statistik	Statistik	Standardfehler	Statistik	Statistik
Der Zustand meiner Haare beeinflusst, wie gut ich schlafe.	51	0	75	23,04	3,888	27,768	771,078
Der Zustand meiner Haare behindert mich bei meiner Arbeit oder meinen Freizeitaktivitäten.	51	0	100	64,71	4,211	30,073	904,412
Der Zustand meiner Haare beeinträchtigt mein gesellschaftliches und soziales Leben.	51	0	100	62,25	4,045	28,884	834,314
Wegen meines Haarausfalls bleibe ich häufiger zu Hause.	51	0	100	36,76	4,336	30,965	958,824
Der Zustand meiner Haare beeinflusst, wie eng zusammen ich mit Menschen sein kann, die mir nahestehen.	51	0	100	49,02	4,199	29,984	899,020
Ich mache häufiger etwas alleine wegen meines Haarausfalls.	51	0	100	42,16	4,052	28,935	837,255
Wegen des Zustands meiner Haare fällt es mir schwer, anderen Leuten Zuneigung zu zeigen.	51	0	100	44,61	4,713	33,658	1132,843
Der Zustand meiner Haare hat einen Einfluss auf meine Beziehungen zu anderen Menschen.	51	0	100	56,86	4,753	33,941	1151,961
Mein Haarausfall ist ein Problem für die Menschen, die mir nahestehen.	51	0	100	46,57	4,202	30,008	900,490
Ich verkehre wegen des Zustands meiner Haut weniger mit anderen Leuten.	51	0	100	34,31	4,899	34,986	1224,020
Mein Sexualleben ist durch den Haarausfall beeinträchtigt.	51	0	100	40,69	4,798	34,264	1174,020
Gültige Werte (Listenweise)	51						

Deskriptive Statistik der Items der Skala *Emotionen* bei Trichotillomanie

Deskriptive Statistik

	N	Minimum	Maximum	Mittelwert		Standardabweichung	Varianz
	Statistik	Statistik	Statistik	Statistik	Standardfehler	Statistik	Statistik
Ich mache mir Sorgen, dass mit meinen Haaren etwas Ernstes sein könnte.	51	0	100	42,16	4,875	34,817	1212,255
Der Zustand meiner Haare macht mich depressiv.	51	0	100	62,75	3,922	28,006	784,314
Ich schäme mich wegen meiner Haare.	51	0	100	72,06	4,296	30,679	941,176
Ich habe Angst, dass sich mein Haarausfall verschlimmern könnte.	51	0	100	76,96	3,039	21,704	471,078
Der Zustand meiner Haare macht mich wütend.	51	0	100	72,55	3,448	24,625	606,373
Mein Haarausfall ist mir peinlich.	51	25	100	83,82	3,038	21,693	470,588
Der Zustand meiner Haare frustriert mich.	51	0	100	83,82	3,558	25,408	645,588
Ich fühle mich durch den Zustand meiner Haare gedemütigt.	51	0	100	64,22	4,605	32,884	1081,373
Der Zustand meiner Kopfhaut/Haare macht mich ärgerlich und reizbar.	51	0	100	61,76	3,728	26,624	708,824
Der Zustand meiner Haare nervt mich.	51	0	100	82,84	3,535	25,244	637,255
Gültige Werte (Listenweise)	51						

Deskriptive Statistik der Items der Skala *Stigmatisierung* bei Trichotillomanie

Deskriptive Statistik

	N	Minimum	Maximum	Mittelwert		Standardabweichung	Varianz
	Statistik	Statistik	Statistik	Statistik	Standardfehler	Statistik	Statistik
Ich mache mir Sorgen, dass der Zustand meiner Kopfhaut zu Vernarbung / Entstellung führen könnte.	51	0	100	43,14	5,004	35,735	1276,961
Es bereitet mir Probleme, im Bus, Kino oder Theater zu sitzen, wo andere meine Haare genau sehen können.	51	0	100	53,92	4,449	31,770	1009,314
Ich fühle mich wie ein Außenseiter wegen des Zustands meiner Haare.	51	0	100	49,51	4,344	31,020	962,255
Andere Leute machen sich wegen des Zustands meiner Haare lustig über mich.	51	0	100	28,92	3,922	28,006	784,314
Ich gehe trotz des Zustands meiner Haare/Kopfhaut so oft wie üblich zum Friseur.	51	0	100	67,65	4,607	32,899	1082,353
Die Leute reden hinter meinem Rücken über meinen Haarausfall / das Aussehen meiner Haare.	51	0	75	36,27	3,307	23,619	557,843
Der Zustand meiner Haare entstellt mich.	51	0	100	58,82	4,842	34,577	1195,588
Ich hasse meine Haare, wenn ich sie im Ausguss, im Kamm, auf dem Sofa sehe.	51	0	100	52,45	5,204	37,167	1381,373
Der Zustand meiner Haare ist das, was die Leute hauptsächlich an mir wahrnehmen.	51	0	100	41,18	4,362	31,154	970,588
Ich sehe jeden Morgen/Abend in den Spiegel, um zu sehen, ob mein Haar weniger geworden ist.	51	0	100	52,45	4,387	31,327	981,373
Gültige Werte (Listenweise)	51						

Deskriptive Statistik der Items der Skala *Selbstvertrauen* bei Trichotillomanie

Deskriptive Statistik

	N	Minimum	Maximum	Mittelwert		Standardabweichung	Varianz
	Statistik	Statistik	Statistik	Statistik	Standardfehler	Statistik	Statistik
Ich habe den Zustand meiner Haare im Griff.	51	25	100	71,08	3,312	23,650	559,314
Ich bin trotz des Zustands meiner Haare zufrieden mit mir.	51	25	100	61,27	3,659	26,131	682,843
Das Leben ist trotz des Zustands meiner Haare lebenswert.	51	0	75	29,41	3,409	24,344	592,647
Ich mache mir Sorgen darüber, dass ich mit meinen Haaren alt aussehe.	51	0	100	30,88	4,569	32,630	1064,706
Der Zustand meiner Haare erschwert es mir, soviel wie sonst zu erreichen.	51	0	100	40,20	4,432	31,654	1001,961
Im Großen und Ganzen habe ich trotz meiner Haare Selbstvertrauen.	51	0	100	45,59	3,880	27,706	767,647
Andere Leute zeigen Verständnis für den Zustand meiner Haare.	51	0	100	47,55	3,722	26,578	706,373
Verglichen mit anderen habe ich Glück, dass ich diese Haare habe.	51	0	100	61,27	4,445	31,747	1007,843
Ich wurde bisher von meinem Arzt mit meinen Haarproblemen überhaupt nicht ernst genommen.	51	0	100	28,43	4,592	32,795	1075,490
Gültige Werte (Listenweise)	51						

Test auf Normalverteilung

Kolmogorov-Smirnov-Anpassungstest: Alter

		Alter
N		2185
Parameter der Normalverteilung[a,b]	Mittelwert	37,42
	Standardabweichung	12,415
Extremste Differenzen	Absolut	,080
	Positiv	,080
	Negativ	-,047
Kolmogorov-Smirnov-Z		3,747
Asymptotische Signifikanz (2-seitig)		,000

Kolmogorov-Smirnov-Anpassungstest: Alter (nur Frauen)

		Alter
N		1579
Parameter der Normalverteilung[a,b]	Mittelwert	39,62
	Standardabweichung	12,378
Extremste Differenzen	Absolut	,054
	Positiv	,054
	Negativ	-,030
Kolmogorov-Smirnov-Z		2,163
Asymptotische Signifikanz (2-seitig)		,000

Kolmogorov-Smirnov-Anpassungstest: Alter (nur Männer)

		Alter
N		606
Parameter der Normalverteilung[a,b]	Mittelwert	31,69
	Standardabweichung	10,549
Extremste Differenzen	Absolut	,147
	Positiv	,147
	Negativ	-,090
Kolmogorov-Smirnov-Z		3,612
Asymptotische Signifikanz (2-seitig)		,000

Test auf signifikante Unterschiede in der mittleren Gesamtlebensqualität (mGLQ)

Kruskal-Wallis-Test: Mittlere Gesamtlebensqualität (mGLQ)

	Auswahl HA-Typ	N	Mittlerer Rang
mGLQ	Anlagebedingter Haarausfall (Alopecia androgenetica)	692	1171,18
	Diffuser Haarausfall (Telogeneffluvium)	684	1105,85
	Kreisrunder Haarausfall (Alopecia areata)	633	999,43
	Vernarbender Haarausfall	39	1273,13
	Traumatisch, physikalisch oder medikamentös bedingte Haarlo	86	872,29
	Zwanghaftes Haarausreißen (Trichotillomanie)	51	1255,66
	Gesamt	2185	

Statistik für Test[a,b]

	QoL_mean
Chi-Quadrat	41,927
df	5
Asymptotische Signifikanz	,000

a. Kruskal-Wallis-Test
b. Gruppenvariable: Auswahl HA-Typ

Mann-Whitney-Test: AGA/FPHL vs. TE

	QoL_mean
Mann-Whitney-U	222260,000
Wilcoxon-W	456530,000
Z	-1,954
Asymptotische Signifikanz (2-seitig)	,051

Mann-Whitney-Test: AGA/FPHL vs. AA

	QoL_mean
Mann-Whitney-U	184904,000
Wilcoxon-W	385565,000
Z	-4,903
Asymptotische Signifikanz (2-seitig)	,000

Mann-Whitney-Test: TE vs. AA

	QoL_mean
Mann-Whitney-U	195124,500
Wilcoxon-W	395785,500
Z	-3,098
Asymptotische Signifikanz (2-seitig)	,002

Mann-Whitney-Test: TE vs. VA

	QoL_mean
Mann-Whitney-U	11218,000
Wilcoxon-W	245488,000
Z	-1,671
Asymptotische Signifikanz (2-seitig)	,095

Mann-Whitney-Test: TE vs. TA

	QoL_mean
Mann-Whitney-U	23026,500
Wilcoxon-W	26767,500
Z	-3,285
Asymptotische Signifikanz (2-seitig)	,001

Mann-Whitney-Test: TE vs. TTM

	QoL_mean
Mann-Whitney-U	15006,500
Wilcoxon-W	249276,500
Z	-1,665
Asymptotische Signifikanz (2-seitig)	,096

Mann-Whitney-Test: AA vs. VA

	QoL_mean
Mann-Whitney-U	9218,000
Wilcoxon-W	209879,000
Z	-2,656
Asymptotische Signifikanz (2-seitig)	,008

Mann-Whitney-Test: AA vs. TA

	QoL_mean
Mann-Whitney-U	23991,000
Wilcoxon-W	27732,000
Z	-1,786
Asymptotische Signifikanz (2-seitig)	,074

Mann-Whitney-Test: AA vs. TTM

	QoL_mean
Mann-Whitney-U	12286,500
Wilcoxon-W	212947,500
Z	-2,840
Asymptotische Signifikanz (2-seitig)	,005

Mann-Whitney-Test: VA vs. TA

	QoL_mean
Mann-Whitney-U	1068,000
Wilcoxon-W	4809,000
Z	-3,245
Asymptotische Signifikanz (2-seitig)	,001

Mann-Whitney-Test: VA vs. TTM

	QoL_mean
Mann-Whitney-U	970,000
Wilcoxon-W	2296,000
Z	-,199
Asymptotische Signifikanz (2-seitig)	,842

Mann-Whitney-Test: TA vs. TTM

	QoL_mean
Mann-Whitney-U	1419,000
Wilcoxon-W	5160,000
Z	-3,446
Asymptotische Signifikanz (2-seitig)	,001

Test auf signifikante Unterschiede in der Lebensqualitätskala *Symptome*

Kruskal-Wallis-Test: Lebensqualitätsskale *Symptome*

	Auswahl HA-Typ	N	Mittlerer Rang
Symptome	Anlagebedingter Haarausfall (Alopecia androgenetica)	692	1124,20
	Diffuser Haarausfall (Telogeneffluvium)	684	1247,97
	Kreisrunder Haarausfall (Alopecia areata)	633	885,46
	Vernarbender Haarausfall	39	1407,72
	Traumatisch oder chemisch bedingte Haarlo	86	929,47
	Zwanghaftes Haarausreißen (Trichotillomanie)	51	1202,40
	Gesamt	2185	

Statistik für Test[a,b]

	Symptome
Chi-Quadrat	128,817
df	5
Asymptotische Signifikanz	,000

a. Kruskal-Wallis-Test
b. Gruppenvariable: Auswahl HA-Typ

Mann-Whitney-Test: AGA/FPHL vs. TE

	Symptome
Mann-Whitney-U	210069,000
Wilcoxon-W	449847,000
Z	-3,613
Asymptotische Signifikanz (2-seitig)	,000

AGA/FPHL vs. AA

	Symptome
Mann-Whitney-U	171273,000
Wilcoxon-W	371934,000
Z	-6,874
Asymptotische Signifikanz (2-seitig)	,000

AGA/FPHL vs. VA

	Symptome
Mann-Whitney-U	9944,500
Wilcoxon-W	249722,500
Z	-2,770
Asymptotische Signifikanz (2-seitig)	,006

AGA/FPHL vs. TA

	Symptome
Mann-Whitney-U	24522,500
Wilcoxon-W	28263,500
Z	-2,666
Asymptotische Signifikanz (2-seitig)	,008

AGA/FPHL vs. TTM

	Symptome
Mann-Whitney-U	16399,500
Wilcoxon-W	256177,500
Z	-,844
Asymptotische Signifikanz (2-seitig)	,399

TE vs. AA

	Symptome
Mann-Whitney-U	144070,000
Wilcoxon-W	344731,000
Z	-10,516
Asymptotische Signifikanz (2-seitig)	,000

TE vs. VA

	Symptome
Mann-Whitney-U	11085,500
Wilcoxon-W	245355,500
Z	-1,778
Asymptotische Signifikanz (2-seitig)	,075

TE vs. TA

	Symptome
Mann-Whitney-U	20853,000
Wilcoxon-W	24594,000
Z	-4,408
Asymptotische Signifikanz (2-seitig)	,000

TE vs. TTM

	Symptome
Mann-Whitney-U	16762,500
Wilcoxon-W	18088,500
Z	-,465
Asymptotische Signifikanz (2-seitig)	,642

AA vs. VA

	Symptome
Mann-Whitney-U	6751,000
Wilcoxon-W	207412,000
Z	-4,764
Asymptotische Signifikanz (2-seitig)	,000

AA vs. TA

	Symptome
Mann-Whitney-U	26252,500
Wilcoxon-W	226913,500
Z	-,536
Asymptotische Signifikanz (2-seitig)	,592

AA vs. TTM

	Symptome
Mann-Whitney-U	11487,000
Wilcoxon-W	212148,000
Z	-3,437
Asymptotische Signifikanz (2-seitig)	,001

VA vs. TA

	Symptome
Mann-Whitney-U	987,500
Wilcoxon-W	4728,500
Z	-3,681
Asymptotische Signifikanz (2-seitig)	,000

VA vs. TTM

	Symptome
Mann-Whitney-U	804,500
Wilcoxon-W	2130,500
Z	-1,550
Asymptotische Signifikanz (2-seitig)	,121

TA vs. TTM

	Symptome
Mann-Whitney-U	1645,000
Wilcoxon-W	5386,000
Z	-2,445
Asymptotische Signifikanz (2-seitig)	,015

Test auf signifikante Unterschiede in der Lebensqualitätskala *Funktionen*

Kruskal-Wallis-Test: Lebensqualitätsskale *Funktionen*

	Auswahl HA-Typ	N	Mittlerer Rang
Funktionen	Anlagebedingter Haarausfall (Alopecia androgenetica)	692	1146,65
	Diffuser Haarausfall (Telogeneffluvium)	684	1008,51
	Kreisrunder Haarausfall (Alopecia areata)	633	1104,80
	Vernarbender Haarausfall	39	1165,22
	Traumatisch oder chemisch bedingte Haarlo	86	1095,58
	Zwanghaftes Haarausreißen (Trichotillomanie)	51	1292,16
	Gesamt	2185	

Statistik für Test[a,b]

	Funktionen
Chi-Quadrat	23,108
df	5
Asymptotische Signifikanz	,000

a. Kruskal-Wallis-Test
b. Gruppenvariable: Auswahl HA-Typ

AGA/FPHL vs. TE

	Funktionen
Mann-Whitney-U	206897,000
Wilcoxon-W	441167,000
Z	-4,041
Asymptotische Signifikanz (2-seitig)	,000

AGA/FPHL vs. AA

	Funktionen
Mann-Whitney-U	210622,500
Wilcoxon-W	411283,500
Z	-1,207
Asymptotische Signifikanz (2-seitig)	,227

AGA/FPHL vs. VA

		Funktionen
	Mann-Whitney-U	13255,000
	Wilcoxon-W	253033,000
	Z	-,186
	Asymptotische Signifikanz (2-seitig)	,852

AGA/FPHL vs. TA

		Funktionen
	Mann-Whitney-U	28245,500
	Wilcoxon-W	31986,500
	Z	-,769
	Asymptotische Signifikanz (2-seitig)[b]	,442

AGA/FPHL vs. TTM

		Funktionen
	Mann-Whitney-U	15340,000
	Wilcoxon-W	255118,000
	Z	-1,560
	Asymptotische Signifikanz (2-seitig)	,119

TE vs. AA

		Funktionen
	Mann-Whitney-U	197469,500
	Wilcoxon-W	431739,500
	Z	-2,759
	Asymptotische Signifikanz (2-seitig)	,006

TE vs. VA

		Funktionen
	Mann-Whitney-U	11454,500
	Wilcoxon-W	245724,500
	Z	-1,485
	Asymptotische Signifikanz (2-seitig)	,137

TE vs. TA

	Funktionen
Mann-Whitney-U	26838,500
Wilcoxon-W	261108,500
Z	-1,324
Asymptotische Signifikanz (2-seitig)	,185

TE vs. TTM

	Funktionen
Mann-Whitney-U	12889,000
Wilcoxon-W	247159,000
Z	-3,114
Asymptotische Signifikanz (2-seitig)	,002

AA vs. VA

	Funktionen
Mann-Whitney-U	11652,000
Wilcoxon-W	212313,000
Z	-,588
Asymptotische Signifikanz (2-seitig)	,557

AA vs. TA

	Funktionen
Mann-Whitney-U	26909,000
Wilcoxon-W	30650,000
Z	-,172
Asymptotische Signifikanz (2-seitig)	,864

AA vs. TTM

	Funktionen
Mann-Whitney-U	13372,000
Wilcoxon-W	214033,000
Z	-2,041
Asymptotische Signifikanz (2-seitig)	,041

VA vs. TA

	Funktionen
Mann-Whitney-U	1569,500
Wilcoxon-W	5310,500
Z	-,573
Asymptotische Signifikanz (2-seitig)	,566

VA vs. TTM

	Funktionen
Mann-Whitney-U	889,500
Wilcoxon-W	1669,500
Z	-,856
Asymptotische Signifikanz (2-seitig)	,392

TA vs. TTM

	Funktionen
Mann-Whitney-U	1769,500
Wilcoxon-W	5510,500
Z	-1,887
Asymptotische Signifikanz (2-seitig)	,059

Test auf signifikante Unterschiede in der Lebensqualitätskala *Emotionen*

Kruskal-Wallis-Test: Lebensqualitätskale *Emotionen*

	Auswahl HA-Typ	N	Mittlerer Rang
Emotionen	Anlagebedingter Haarausfall (Alopecia androgenetica)	692	1175,05
	Diffuser Haarausfall (Telogeneffluvium)	684	1162,49
	Kreisrunder Haarausfall (Alopecia areata)	633	963,90
	Vernarbender Haarausfall	39	1197,94
	Traumatisch oder chemisch bedingte Haarlo	86	692,37
	Zwanghaftes Haarausreißen (Trichotillomanie)	51	1245,43
	Gesamt	2185	

Statistik für Test[a,b]

	Emotionen
Chi-Quadrat	85,331
df	5
Asymptotische Signifikanz	,000

a. Kruskal-Wallis-Test
b. Gruppenvariable: Auswahl HA-Typ

AGA/FPHL vs. TE

	Emotionen
Mann-Whitney-U	233278,500
Wilcoxon-W	467548,500
Z	-,460
Asymptotische Signifikanz (2-seitig)	,646

AGA/FPHL vs. AA

	Emotionen
Mann-Whitney-U	177293,500
Wilcoxon-W	377954,500
Z	-6,000
Asymptotische Signifikanz (2-seitig)	,000

AGA/FPHL vs. VA

	Emotionen
Mann-Whitney-U	13341,000
Wilcoxon-W	253119,000
Z	-,119
Asymptotische Signifikanz (2-seitig)	,905

AGA/FPHL vs. TA

	Emotionen
Mann-Whitney-U	16958,500
Wilcoxon-W	20699,500
Z	-6,515
Asymptotische Signifikanz (2-seitig)	,000

AGA/FPHL vs. TTM

	Emotionen
Mann-Whitney-U	16667,000
Wilcoxon-W	256445,000
Z	-,662
Asymptotische Signifikanz (2-seitig)	,508

TE vs. AA

	Emotionen
Mann-Whitney-U	176499,500
Wilcoxon-W	377160,500
Z	-5,802
Asymptotische Signifikanz (2-seitig)	,000

TE vs. VA

	Emotionen
Mann-Whitney-U	12885,000
Wilcoxon-W	247155,000
Z	-,357
Asymptotische Signifikanz (2-seitig)	,721

TE vs. TA

	Emotionen
Mann-Whitney-U	16639,500
Wilcoxon-W	20380,500
Z	-6,574
Asymptotische Signifikanz (2-seitig)	,000

TE vs. TTM

	Emotionen
Mann-Whitney-U	16051,500
Wilcoxon-W	250321,500
Z	-,951
Asymptotische Signifikanz (2-seitig)	,341

AA vs. VA

	Emotionen
Mann-Whitney-U	9600,000
Wilcoxon-W	210261,000
Z	-2,333
Asymptotische Signifikanz (2-seitig)	,020

AA vs. TA

	Emotionen
Mann-Whitney-U	20256,500
Wilcoxon-W	23997,500
Z	-3,854
Asymptotische Signifikanz (2-seitig)	,000

AA vs. TTM

	Emotionen
Mann-Whitney-U	11916,000
Wilcoxon-W	212577,000
Z	-3,114
Asymptotische Signifikanz (2-seitig)	,002

VA vs. TA

		Emotionen
	Mann-Whitney-U	878,500
	Wilcoxon-W	4619,500
	Z	-4,259
	Asymptotische Signifikanz (2-seitig)	,000

VA vs. TTM

		Emotionen
	Mann-Whitney-U	939,000
	Wilcoxon-W	1719,000
	Z	-,453
	Asymptotische Signifikanz (2-seitig)	,651

TA vs. TTM

		Emotionen
	Mann-Whitney-U	1069,500
	Wilcoxon-W	4810,500
	Z	-5,007
	Asymptotische Signifikanz (2-seitig)	,000

Test auf signifikante Unterschiede in der Lebensqualitätskala *Stigmatisierung*

Kruskal-Wallis-Test: Lebensqualitätsskale *Stigmatisierung*

	Auswahl HA-Typ	N	Mittlerer Rang
Stigmatisierung	Anlagebedingter Haarausfall (Alopecia androgenetica)	692	1117,52
	Diffuser Haarausfall (Telogeneffluvium)	684	997,89
	Kreisrunder Haarausfall (Alopecia areata)	633	1157,62
	Vernarbender Haarausfall	39	1220,67
	Traumatisch oder chemisch bedingte Haarlo	86	1002,38
	Zwanghaftes Haarausreißen (Trichotillomanie)	51	1289,04
	Gesamt	2185	

Statistik für Test[a,b]

	Stigmatisierung
Chi-Quadrat	31,571
df	5
Asymptotische Signifikanz	,000

a. Kruskal-Wallis-Test

b. Gruppenvariable: Auswahl HA-Typ

AGA/FPHL vs. TE

	Stigmatisierung
Mann-Whitney-U	210856,000
Wilcoxon-W	445126,000
Z	-3,504
Asymptotische Signifikanz (2-seitig)	,000

AGA/FPHL vs. AA

	Stigmatisierung
Mann-Whitney-U	211091,500
Wilcoxon-W	450869,500
Z	-1,140
Asymptotische Signifikanz (2-seitig)	,254

AGA/FPHL vs. VA

	Stigmatisierung
Mann-Whitney-U	12243,500
Wilcoxon-W	252021,500
Z	-,975
Asymptotische Signifikanz (2-seitig)	,329

AGA/FPHL vs. TA

	Stigmatisierung
Mann-Whitney-U	26640,000
Wilcoxon-W	30381,000
Z	-1,586
Asymptotische Signifikanz (2-seitig)	,113

AGA/FPHL vs. TTM

	Stigmatisierung
Mann-Whitney-U	14866,000
Wilcoxon-W	254644,000
Z	-1,881
Asymptotische Signifikanz (2-seitig)	,060

TE vs. AA

	Stigmatisierung
Mann-Whitney-U	184686,000
Wilcoxon-W	418956,000
Z	-4,615
Asymptotische Signifikanz (2-seitig)	,000

TE vs. VA

	Stigmatisierung
Mann-Whitney-U	10633,500
Wilcoxon-W	244903,500
Z	-2,133
Asymptotische Signifikanz (2-seitig)	,033

TE vs. TA

	Stigmatisierung
Mann-Whitney-U	29256,000
Wilcoxon-W	263526,000
Z	-,080
Asymptotische Signifikanz (2-seitig)	,936

TE vs. TTM

	Stigmatisierung
Mann-Whitney-U	12853,000
Wilcoxon-W	247123,000
Z	-3,140
Asymptotische Signifikanz (2-seitig)	,002

AA vs. VA

	Stigmatisierung
Mann-Whitney-U	11593,000
Wilcoxon-W	212254,000
Z	-,638
Asymptotische Signifikanz (2-seitig)	,523

AA vs. TA

	Stigmatisierung
Mann-Whitney-U	23294,000
Wilcoxon-W	27035,000
Z	-2,173
Asymptotische Signifikanz (2-seitig)	,030

AA vs. TTM

	Stigmatisierung
Mann-Whitney-U	14147,000
Wilcoxon-W	214808,000
Z	-1,470
Asymptotische Signifikanz (2-seitig)	,141

VA vs. TA

	Stigmatisierung
Mann-Whitney-U	1337,000
Wilcoxon-W	5078,000
Z	-1,813
Asymptotische Signifikanz (2-seitig)	,070

VA vs. TTM

	Stigmatisierung
Mann-Whitney-U	928,000
Wilcoxon-W	1708,000
Z	-,542
Asymptotische Signifikanz (2-seitig)	,588

TA vs. TTM

	Stigmatisierung
Mann-Whitney-U	1625,000
Wilcoxon-W	5366,000
Z	-2,531
Asymptotische Signifikanz (2-seitig)	,011

Test auf signifikante Unterschiede in der Lebensqualitätskala *Selbstvertrauen*

Kruskal-Wallis-Test: Lebensqualitätsskale *Selbstvertrauen*

	Auswahl HA-Typ	N	Mittlerer Rang
Selbstvertrauen	Anlagebedingter Haarausfall (Alopecia androgenetica)	692	1223,93
	Diffuser Haarausfall (Telogeneffluvium)	684	1125,62
	Kreisrunder Haarausfall (Alopecia areata)	633	935,32
	Vernarbender Haarausfall	39	1301,38
	Traumatisch oder chemisch bedingte Haarlo	86	859,41
	Zwanghaftes Haarausreißen (Trichotillomanie)	51	1070,62
	Gesamt	2185	

Statistik für Test[a,b]

	Selbstvertrauen
Chi-Quadrat	87,436
df	5
Asymptotische Signifikanz	,000

a. Kruskal-Wallis-Test
b. Gruppenvariable: Auswahl HA-Typ

AGA/FPHL vs. TE

	Selbstvertrauen
Mann-Whitney-U	215177,500
Wilcoxon-W	449447,500
Z	-2,918
Asymptotische Signifikanz (2-seitig)	,004

AGA/FPHL vs. AA

	Selbstvertrauen
Mann-Whitney-U	161534,000
Wilcoxon-W	362195,000
Z	-8,270
Asymptotische Signifikanz (2-seitig)	,000

AGA/FPHL vs. VA

	Selbstvertrauen
Mann-Whitney-U	12671,000
Wilcoxon-W	252449,000
Z	-,642
Asymptotische Signifikanz (2-seitig)	,521

AGA/FPHL vs. TA

	Selbstvertrauen
Mann-Whitney-U	19966,000
Wilcoxon-W	23707,000
Z	-4,986
Asymptotische Signifikanz (2-seitig)	,000

AGA/FPHL vs. TTM

	Selbstvertrauen
Mann-Whitney-U	14981,500
Wilcoxon-W	16307,500
Z	-1,803
Asymptotische Signifikanz (2-seitig)	,071

TE vs. AA

	Selbstvertrauen
Mann-Whitney-U	178626,000
Wilcoxon-W	379287,000
Z	-5,495
Asymptotische Signifikanz (2-seitig)	,000

TE vs. VA

	Selbstvertrauen
Mann-Whitney-U	11207,000
Wilcoxon-W	245477,000
Z	-1,681
Asymptotische Signifikanz (2-seitig)	,093

TE vs. TA

	Selbstvertrauen
Mann-Whitney-U	22253,500
Wilcoxon-W	25994,500
Z	-3,686
Asymptotische Signifikanz (2-seitig)	,000

TE vs. TTM

	Selbstvertrauen
Mann-Whitney-U	16529,000
Wilcoxon-W	17855,000
Z	-,625
Asymptotische Signifikanz (2-seitig)	,532

AA vs. VA

	Selbstvertrauen
Mann-Whitney-U	8092,000
Wilcoxon-W	208753,000
Z	-3,617
Asymptotische Signifikanz (2-seitig)	,000

AA vs. TA

	Selbstvertrauen
Mann-Whitney-U	25230,000
Wilcoxon-W	28971,000
Z	-1,102
Asymptotische Signifikanz (2-seitig)	,271

AA vs. TTM

	Selbstvertrauen
Mann-Whitney-U	13935,000
Wilcoxon-W	214596,000
Z	-1,627
Asymptotische Signifikanz (2-seitig)	,104

VA vs. TA

	Selbstvertrauen
Mann-Whitney-U	992,000
Wilcoxon-W	4733,000
Z	-3,656
Asymptotische Signifikanz (2-seitig)	,000

VA vs. TTM

	Selbstvertrauen
Mann-Whitney-U	758,000
Wilcoxon-W	2084,000
Z	-1,930
Asymptotische Signifikanz (2-seitig)	,054

TA vs. TTM

	Selbstvertrauen
Mann-Whitney-U	1727,000
Wilcoxon-W	5468,000
Z	-2,078
Asymptotische Signifikanz (2-seitig)	,038

Induktive Statistik für androgenetische Alopezie / Haarausfall mit weiblichem Muster

Wilcoxon-Test: mGLQ vs. Lebensqualitätsskalen

		N	Mittlerer Rang	Rangsumme
Symptome - QoL_mean	Negative Ränge	582[a]	376,26	218981,00
	Positive Ränge	109[b]	184,45	20105,00
	Bindungen	1[c]		
	Gesamt	692		
Funktionen - QoL_mean	Negative Ränge	447[d]	381,75	170641,50
	Positive Ränge	244[e]	280,51	68444,50
	Bindungen	1[f]		
	Gesamt	692		
Emotionen - QoL_mean	Negative Ränge	31[g]	70,18	2175,50
	Positive Ränge	660[h]	358,96	236910,50
	Bindungen	1[i]		
	Gesamt	692		
Stigmatisierung - QoL_mean	Negative Ränge	422[j]	372,65	157259,00
	Positive Ränge	269[k]	304,19	81827,00
	Bindungen	1[l]		
	Gesamt	692		
Selbstvertrauen - QoL_mean	Negative Ränge	197[m]	257,20	50667,50
	Positive Ränge	494[n]	381,41	188418,50
	Bindungen	1[o]		
	Gesamt	692		

Statistik für Test[c]

	Symptome - QoL_mean	Funktionen - QoL_mean	Emotionen - QoL_mean	Stigmatisierung - QoL_mean	Selbstvertrauen - QoL_mean
Z	-18,943[a]	-9,734[a]	-22,359[b]	-7,185[a]	-13,121[b]
Asymptotische Signifikanz (2-seitig)	,000	,000	,000	,000	,000

Korrelationsanalyse: Ausprägungsstufe und LQ

		QoL_mean	Symptome	Funktionen	Emotionen	Stigmatisierung	Selbstvertrauen
Spearman-Rho	Ausprägungsstufe nach Anpassung	,169**	,011	,210**	,110**	,218**	,151**
		,000	,771	,000	,004	,000	,000
		692	692	692	692	692	692

Korrelationsanalyse: Ausprägungsstufe und LQ

		QoL mean	Symptome	Funktionen	Emotionen	Stigmatisierung	Selbstvertrauen
Spearman-Rho	Ausprägungsstufe nach Anpassung	,169**	,011	,210**	,110**	,218**	,151**
		,000	,771	,000	,004	,000	,000
		692	692	692	692	692	692

**. Die Korrelation ist auf dem 0,01 Niveau signifikant (zweiseitig).

Korrelationsanalyse: Ausprägung und LQ (nur Frauen)

			Ausprägungsstufe nach Anpassung	QoL_mean	Symptome	Funktionen	Emotionen	Stigmatisierung	Selbstvertrauen
Spearman-Rho	Ausprägungsstufe nach Anpassung	Korrelationskoeffizient	1,000	,199**	-,006	,305**	,102	,237**	,175**
		Sig. (2-seitig)	.	,001	,923	,000	,098	,000	,004
		N	262	262	262	262	262	262	262

**. Die Korrelation ist auf dem 0,01 Niveau signifikant (zweiseitig).

Korrelationsanalyse: Ausprägung und LQ (nur Männer)

			Ausprägungsstufe nach Anpassung	QoL_mean	Symptome	Funktionen	Emotionen	Stigmatisierung	Selbstvertrauen
Spearman-Rho	Ausprägungsstufe nach Anpassung	Korrelationskoeffizient	1,000	,135**	-,005	,164**	,052	,197**	,157**
		Sig. (2-seitig)	.	,005	,911	,001	,282	,000	,001
		N	430	430	430	430	430	430	430

**. Die Korrelation ist auf dem 0,01 Niveau signifikant (zweiseitig).

Korrelationsanalyse: Alter und LQ

			Alter	QoL mean	Symptome	Funktionen	Emotionen	Stigmatisierung	Selbstvertrauen
Spearman-Rho	Alter	Korrelationskoeffizient	1,000	-,122**	-,082*	-,081*	-,161**	-,129**	-,101**
		Sig. (2-seitig)	.	,001	,032	,033	,000	,001	,008
		N	692	692	692	692	692	692	692

**. Die Korrelation ist auf dem 0,01 Niveau signifikant (zweiseitig).

*. Die Korrelation ist auf dem 0,05 Niveau signifikant (zweiseitig).

Korrelationsanalyse: Alter und LQ (nur Frauen)

			Alter	QoL_mean	Symptome	Funktionen	Emotionen	Stigmatisierung	Selbstvertrauen
Spearman-Rho	Alter	Korrelationskoeffizient	1,000	-,160**	-,084	-,093	-,236**	-,171**	-,132*
		Sig. (2-seitig)	.	,009	,174	,135	,000	,005	,032
		N	262	262	262	262	262	262	262

**. Die Korrelation ist auf dem 0,01 Niveau signifikant (zweiseitig).
*. Die Korrelation ist auf dem 0,05 Niveau signifikant (zweiseitig).

Korrelationsanalyse: Alter und LQ (nur Männer)

			Alter	QoL_mean	Symptome	Funktionen	Emotionen	Stigmatisierung	Selbstvertrauen
Spearman-Rho	Alter	Korrelationskoeffizient	1,000	-,178**	-,160**	-,104*	-,259**	-,177**	-,103*
		Sig. (2-seitig)	.	,000	,001	,031	,000	,000	,033
		N	430	430	430	430	430	430	430

**. Die Korrelation ist auf dem 0,01 Niveau signifikant (zweiseitig).
*. Die Korrelation ist auf dem 0,05 Niveau signifikant (zweiseitig).

Mann-Whitney-Test: Frauen vs. Männer

	QoL_mean	Symptome	Funktionen	Emotionen	Stigmatisierung	Selbstvertrauen
Mann-Whitney-U	52332,000	51333,500	55454,500	47420,000	53319,500	55634,500
Wilcoxon-W	144997,000	143998,500	148119,500	140085,000	145984,500	90087,500
Z	-1,567	-1,961	-,343	-3,495	-1,181	-,273
Asymptotische Signifikanz (2-seitig)	,117	,050	,731	,000	,238	,785

a. Gruppenvariable: Geschlecht

Induktive Statistik für diffuse Alopezien

Wilcoxon-Test: mGLQ vs. Lebensqualitätsskalen

		N	Mittlerer Rang	Rangsumme
Symptome - QoL_mean	Negative Ränge	513[a]	378,47	194154,00
	Positive Ränge	171[b]	234,60	40116,00
	Bindungen	0[c]		
	Gesamt	684		
Funktionen - QoL_mean	Negative Ränge	514[d]	381,65	196166,00
	Positive Ränge	170[e]	224,14	38104,00
	Bindungen	0[f]		
	Gesamt	684		
Emotionen - QoL_mean	Negative Ränge	10[g]	51,95	519,50
	Positive Ränge	674[h]	346,81	233750,50
	Bindungen	0[i]		
	Gesamt	684		
Stigmatisierung - QoL_mean	Negative Ränge	496[j]	369,81	183428,00
	Positive Ränge	188[k]	270,44	50842,00
	Bindungen	0[l]		
	Gesamt	684		
Selbstvertrauen - QoL_mean	Negative Ränge	232[m]	282,09	65445,50
	Positive Ränge	452[n]	373,51	168824,50
	Bindungen	0[o]		
	Gesamt	684		

Statistik für Test[c]

	Symptome - QoL_mean	Funktionen - QoL_mean	Emotionen - QoL_mean	Stigmatisierung - QoL_mean	Selbstvertrauen - QoL_mean
Z	-14,898[a]	-15,287[a]	-22,557[b]	-12,823[a]	-9,998[b]
Asymptotische Signifikanz (2-seitig)	,000	,000	,000	,000	,000

a. Basiert auf positiven Rängen.
b. Basiert auf negativen Rängen.
c. Wilcoxon-Test

Korrelationsanalyse: Ausprägung vs. LQ

			Ausprägungsstufe nach Anpassung	QoL_me an	Symptome	Funktionen	Emotionen	Stigmatisierung	Selbstvertrauen
Spearman-Rho	Ausprägungsstufe nach Anpassung	Korrelationskoeffizient	1,000	,404**	,187**	,389**	,370**	,393**	,335**
		Sig. (2-seitig)	.	,000	,000	,000	,000	,000	,000
		N	684	684	684	684	684	684	684

**. Die Korrelation ist auf dem 0,01 Niveau signifikant (zweiseitig).

Korrelationsanalyse: Ausprägung vs. LQ (nur Frauen)

			Ausprägungsstufe nach Anpassung	QoL_me an	Symptome	Funktionen	Emotionen	Stigmatisierung	Selbstvertrauen
Spearman-Rho	Ausprägungsstufe nach Anpassung	Korrelationskoeffizient	1,000	,407**	,185**	,391**	,373**	,391**	,339**
		Sig. (2-seitig)	.	,000	,000	,000	,000	,000	,000
		N	648	648	648	648	648	648	648

**. Die Korrelation ist auf dem 0,01 Niveau signifikant (zweiseitig).

Korrelationsanalyse: Ausprägung und LQ (nur Männer)

			Ausprägungsstufe nach Anpassung	QoL_me an	Symptome	Funktionen	Emotionen	Stigmatisierung	Selbstvertrauen
Spearman-Rho	Ausprägungsstufe nach Anpassung	Korrelationskoeffizient	1,000	,456**	,289	,434**	,369*	,511**	,359*
		Sig. (2-seitig)	.	,005	,087	,008	,027	,001	,032
		N	36	36	36	36	36	36	36

**. Die Korrelation ist auf dem 0,01 Niveau signifikant (zweiseitig).
*. Die Korrelation ist auf dem 0,05 Niveau signifikant (zweiseitig).

Korrelationsanalyse: Alter und LQ

			Alter	QoL_mean	Symptome	Funktionen	Emotionen	Stigmatisierung	Selbstvertrauen
Spearman-Rho	Alter	Korrelationskoeffizient	1,000	-,152**	-,055	-,122**	-,221**	-,153**	-,118**
		Sig. (2-seitig)	.	,000	,150	,001	,000	,000	,002
		N	684	684	684	684	684	684	684

Korrelationsanalyse: Alter und LQ

			Alter	QoL_mean	Symptome	Funktionen	Emotionen	Stigmatisierung	Selbstvertrauen
Spearman-Rho	Alter	Korrelationskoeffizient	1,000	-,152**	-,055	-,122**	-,221**	-,153**	-,118**
		Sig. (2-seitig)	.	,000	,150	,001	,000	,000	,002
		N	684	684	684	684	684	684	684

**. Die Korrelation ist auf dem 0,01 Niveau signifikant (zweiseitig).

Korrelationsanalyse: Alter und LQ (nur Frauen)

			Alter	QoL_mean	Symptome	Funktionen	Emotionen	Stigmatisierung	Selbstvertrauen
Spearman-Rho	Alter	Korrelationskoeffizient	1,000	-,140**	-,054	-,112**	-,215**	-,140**	-,100*
		Sig. (2-seitig)	.	,000	,169	,004	,000	,000	,011
		N	648	648	648	648	648	648	648

**. Die Korrelation ist auf dem 0,01 Niveau signifikant (zweiseitig).
*. Die Korrelation ist auf dem 0,05 Niveau signifikant (zweiseitig).

Korrelationsanalyse: Alter und LQ (nur Männer)

			Alter	QoL_mean	Symptome	Funktionen	Emotionen	Stigmatisierung	Selbstvertrauen
Spearman-Rho	Alter	Korrelationskoeffizient	1,000	-,261	,060	-,193	-,376*	-,314	-,293
		Sig. (2-seitig)	.	,125	,730	,258	,024	,062	,083
		N	36	36	36	36	36	36	36

*. Die Korrelation ist auf dem 0,05 Niveau signifikant (zweiseitig).

Induktive Statistik für Alopecia areata

Wilcoxon-Test: mGLQ vs. Lebensqualitätsskalen

		N	Mittlerer Rang	Rangsumme
Symptome - QoL_mean	Negative Ränge	568[a]	336,97	191397,50
	Positive Ränge	65[b]	142,52	9263,50
	Bindungen	0[c]		
	Gesamt	633		
Funktionen - QoL_mean	Negative Ränge	353[d]	332,73	117452,00
	Positive Ränge	280[e]	297,18	83209,00
	Bindungen	0[f]		
	Gesamt	633		
Emotionen - QoL_mean	Negative Ränge	62[g]	121,78	7550,50
	Positive Ränge	571[h]	338,20	193110,50
	Bindungen	0[i]		
	Gesamt	633		
Stigmatisierung - QoL_mean	Negative Ränge	214[j]	245,04	52439,50
	Positive Ränge	419[k]	353,75	148221,50
	Bindungen	0[l]		
	Gesamt	633		
Selbstvertrauen - QoL_mean	Negative Ränge	269[m]	307,06	82598,50
	Positive Ränge	364[n]	324,35	118062,50
	Bindungen	0[o]		
	Gesamt	633		

Statistik für Test[c]

	Symptome - QoL_mean	Funktionen - QoL_mean	Emotionen - QoL_mean	Stigmatisierung - QoL_mean	Selbstvertrauen - QoL_mean
Z	-19,785[a]	-3,720[a]	-20,157[b]	-10,405[b]	-3,852[b]
Asymptotische Signifikanz (2-seitig)	,000	,000	,000	,000	,000

a. Basiert auf positiven Rängen.
b. Basiert auf negativen Rängen.
c. Wilcoxon-Test

Korrelationsanalyse: Ausprägung mit LQ

			Ausprägungsstufe nach Anpassung	QoL_me an	Symptome	Funktionen	Emotionen	Stigmatisierung	Selbstvertrauen
Spearman-Rho	Ausprägungsstufe nach Anpassung	Korrelationskoeffizient	1,000	,107**	-,159**	,231**	-,026	,191**	,179**
		Sig. (2-seitig)	.	,007	,000	,000	,518	,000	,000
		N	624	624	624	624	624	624	624

**. Die Korrelation ist auf dem 0,01 Niveau signifikant (zweiseitig).

Korrelationsanalyse: Ausprägung mit LQ (nur Frauen)

			Ausprägungsstufe nach Anpassung	QoL_me an	Symptome	Funktionen	Emotionen	Stigmatisierung	Selbstvertrauen
Spearman-Rho	Ausprägungsstufe nach Anpassung	Korrelationskoeffizient	1,000	,129**	-,167**	,268**	-,006	,212**	,188**
		Sig. (2-seitig)	.	,004	,000	,000	,892	,000	,000
		N	498	498	498	498	498	498	498

**. Die Korrelation ist auf dem 0,01 Niveau signifikant (zweiseitig).

Korrelationsanalyse: Ausprägung mit LQ (nur Männer)

			Ausprägungsstufe nach Anpassung	QoL_me an	Symptome	Funktionen	Emotionen	Stigmatisierung	Selbstvertrauen
Spearman-Rho	Ausprägungsstufe nach Anpassung	Korrelationskoeffizient	1,000	,016	-,150	,070	-,117	,112	,144
		Sig. (2-seitig)	.	,858	,094	,439	,192	,212	,106
		N	126	126	126	126	126	126	126

Korrelationsanalyse: Alter und LQ

			Alter	QoL mean	Symptome	Funktionen	Emotionen	Stigmatisierung	Selbstvertrauen
Spearman-Rho	Alter	Korrelationskoeffizient	1,000	-,060	,009	-,030	-,132**	-,089*	,033
		Sig. (2-seitig)	.	,130	,829	,457	,001	,025	,407
		N	633	633	633	633	633	633	633

**. Die Korrelation ist auf dem 0,01 Niveau signifikant (zweiseitig).
*. Die Korrelation ist auf dem 0,05 Niveau signifikant (zweiseitig).

Korrelationsanalyse: Alter und LQ (nur Frauen)

			Alter	QoL_mean	Symptome	Funktionen	Emotionen	Stigmatisierung	Selbstvertrauen
Spearman-Rho	Alter	Korrelationskoeffizient	1,000	-,007	,034	,037	-,084	-,032	,052
		Sig. (2-seitig)	.	,871	,448	,410	,061	,468	,246
		N	502	502	502	502	502	502	502

Korrelationen

			Alter	QoL_mean	Symptome	Funktionen	Emotionen	Stigmatisierung	Selbstvertrauen
Spearman-Rho	Alter	Korrelationskoeffizient	1,000	-,274**	-,129	-,285**	-,350**	-,323**	-,057
		Sig. (2-seitig)	.	,002	,142	,001	,000	,000	,518
		N	131	131	131	131	131	131	131

**. Die Korrelation ist auf dem 0,01 Niveau signifikant (zweiseitig).

Mann-Whitney-Test: Aktivität

	AA (Zupftest)	N	Mittlerer Rang	Rangsumme
QoL_mean	Die Haare lösen sich sehr leicht aus der Kopfhaut.	295	242,76	71614,50
	Die Haare sitzen fest in der Kopfhaut.	147	178,83	26288,50
	Gesamt	442		
Symptome	Die Haare lösen sich sehr leicht aus der Kopfhaut.	295	243,24	71755,00
	Die Haare sitzen fest in der Kopfhaut.	147	177,88	26148,00
	Gesamt	442		
Funktionen	Die Haare lösen sich sehr leicht aus der Kopfhaut.	295	237,83	70159,00
	Die Haare sitzen fest in der Kopfhaut.	147	188,73	27744,00
	Gesamt	442		
Emotionen	Die Haare lösen sich sehr leicht aus der Kopfhaut.	295	238,39	70325,50
	Die Haare sitzen fest in der Kopfhaut.	147	187,60	27577,50
	Gesamt	442		
Stigmatisierung	Die Haare lösen sich sehr leicht aus der Kopfhaut.	295	244,15	72024,00
	Die Haare sitzen fest in der Kopfhaut.	147	176,05	25879,00
	Gesamt	442		
Selbstvertrauen	Die Haare lösen sich sehr leicht aus der Kopfhaut.	295	235,54	69485,50
	Die Haare sitzen fest in der Kopfhaut.	147	193,32	28417,50
	Gesamt	442		

Statistik für Test^a

	QoL mean	Symptome	Funktionen	Emotionen	Stigmatisierung	Selbstvertrauen
Mann-Whitney-U	15410,500	15270,000	16866,000	16699,500	15001,000	17539,500
Wilcoxon-W	26288,500	26148,000	27744,000	27577,500	25879,000	28417,500
Z	-4,957	-5,079	-3,809	-3,940	-5,286	-3,278
Asymptotische Signifikanz (2-seitig)	,000	,000	,000	,000	,000	,001

a. Gruppenvariable: AA (Zupftest)

Kruskal-Wallis-Test: Lokalisationen

	QoL mean	Symptome	Funktionen	Emotionen	Stigmatisierung	Selbstvertrauen
Chi-Quadrat	2,913	39,122	8,427	3,850	5,953	9,826
df	3	3	3	3	3	3
Asymptotische Signifikanz	,405	,000	,038	,278	,114	,020

a. Kruskal-Wallis-Test
b. Gruppenvariable: AA - Lokalisationen

Mann-Whitney-Test: Nur Kopfhaut vs. Kopfhaut und Gesicht

	Symptome	Funktionen	Selbstvertrauen
Mann-Whitney-U	8588,000	9618,500	9147,500
Wilcoxon-W	11748,000	43809,500	43338,500
Z	-2,253	-,903	-1,520
Asymptotische Signifikanz (2-seitig)	,024	,366	,129

a. Gruppenvariable: AA - Lokalisationen

Mann-Whitney-Test: Kopfhaut vs. Kopfhaut und Körper

	Symptome	Funktionen	Selbstvertrauen
Mann-Whitney-U	9220,000	13250,000	13497,500
Wilcoxon-W	14998,000	47441,000	47688,500
Z	-5,130	-,770	-,503
Asymptotische Signifikanz (2-seitig)	,000	,441	,615

a. Gruppenvariable: AA - Lokalisationen

Mann-Whitney-Test: Kopfhaut vs. KH, Gesicht und Körper

	Symptome	Funktionen	Selbstvertrauen
Mann-Whitney-U	14746,500	17434,000	17315,500
Wilcoxon-W	27626,500	51625,000	51506,500
Z	-5,072	-2,845	-2,944
Asymptotische Signifikanz (2-seitig)	,000	,004	,003

a. Gruppenvariable: AA - Lokalisationen

Mann-Whitney-Test: KH und Gesicht vs. KH und Körper

	Symptome	Funktionen	Selbstvertrauen
Mann-Whitney-U	3492,000	4164,000	3875,000
Wilcoxon-W	9270,000	9942,000	9653,000
Z	-2,033	-,172	-,970
Asymptotische Signifikanz (2-seitig)	,042	,863	,332

a. Gruppenvariable: AA - Lokalisationen

Mann-Whitney-Test: KH und Gesicht vs. KH, Gesicht und Körper

	Symptome	Funktionen	Selbstvertrauen
Mann-Whitney-U	5548,000	5653,500	5860,000
Wilcoxon-W	18428,000	8813,500	9020,000
Z	-1,541	-1,326	-,916
Asymptotische Signifikanz (2-seitig)	,123	,185	,360

a. Gruppenvariable: AA - Lokalisationen

Mann-Whitney-Test: KH und Körper vs. KH, Körper und Gesicht

	Symptome	Funktionen	Selbstvertrauen
Mann-Whitney-U	8129,000	7501,000	7329,500
Wilcoxon-W	13907,000	13279,000	13107,500
Z	-,701	-1,713	-1,992
Asymptotische Signifikanz (2-seitig)	,483	,087	,046

a. Gruppenvariable: AA - Lokalisationen

Korrelationsanalyse: Lokalisationen und LQ

			AA - Lokalisationen	QoL_mean	Symptome	Funktionen	Emotionen	Stigmatisierung	Selbstvertrauen
Spearman-Rho	AA - Lokalisationen	Korrelationskoeffizient	1,000	,017	-,236**	,111**	-,048	,084*	,112**
		Sig. (2-seitig)	.	,676	,000	,006	,242	,037	,006
		N	607	607	607	607	607	607	607

**. Die Korrelation ist auf dem 0,01 Niveau signifikant (zweiseitig).

*. Die Korrelation ist auf dem 0,05 Niveau signifikant (zweiseitig).

Korrelationsanalyse: Lokalisationen und LQ (nur Frauen)

			AA - Lokalisationen	QoL_mean	Symptome	Funktionen	Emotionen	Stigmatisierung	Selbstvertrauen
Spearman-Rho	AA - Lokalisationen	Korrelationskoeffizient	1,000	,037	-,213**	,141**	-,031	,096*	,117*
		Sig. (2-seitig)	.	,413	,000	,002	,493	,035	,011
		N	479	479	479	479	479	479	479

**. Die Korrelation ist auf dem 0,01 Niveau signifikant (zweiseitig).
*. Die Korrelation ist auf dem 0,05 Niveau signifikant (zweiseitig).

Korrelationsanalyse: Lokalisationen und LQ (nur Männer)

			AA - Lokalisationen	QoL_mean	Symptome	Funktionen	Emotionen	Stigmatisierung	Selbstvertrauen
Spearman-Rho	AA - Lokalisationen	Korrelationskoeffizient	1,000	,011	-,185*	,039	-,033	,093	,122
		Sig. (2-seitig)	.	,901	,036	,666	,710	,298	,172
		N	128	128	128	128	128	128	128

*. Die Korrelation ist auf dem 0,05 Niveau signifikant (zweiseitig).

Mann-Whitney-Test: Nagelbeteiligung

	QoL_mean	Symptome	Funktionen	Emotionen	Stigmatisierung	Selbstvertrauen
Mann-Whitney-U	37630,000	37787,000	37687,000	34878,500	37684,000	37354,000
Wilcoxon-W	53383,000	53540,000	131215,000	50631,500	131212,000	130882,000
Z	-,305	-,226	-,277	-1,702	-,278	-,446
Asymptotische Signifikanz (2-seitig)	,760	,821	,782	,089	,781	,656

a. Gruppenvariable: AA - Nägel

Mann-Whitney-Test: Nagelbeteiligung (nur Frauen)

	QoL_mean	Symptome	Funktionen	Emotionen	Stigmatisierung	Selbstvertrauen
Mann-Whitney-U	22246,000	21774,000	22077,000	23426,000	22175,000	22289,500
Wilcoxon-W	82277,000	81805,000	82108,000	32742,000	82206,000	82320,500
Z	-,932	-1,277	-1,055	-,074	-,984	-,901
Asymptotische Signifikanz (2-seitig)	,352	,202	,292	,941	,325	,368

a. Gruppenvariable: AA - Nägel

Mann-Whitney-Test: Nagelbeteiligung (nur Männer)

	QoL_mean	Symptome	Funktionen	Emotionen	Stigmatisierung	Selbstvertrauen
Mann-Whitney-U	1361,000	1334,500	1519,500	1180,000	1559,000	1640,000
Wilcoxon-W	2222,000	2195,500	2380,500	2041,000	2420,000	2501,000
Z	-2,073	-2,232	-1,257	-3,008	-1,054	-,635
Asymptotische Signifikanz (2-seitig)	,038	,026	,209	,003	,292	,525

a. Gruppenvariable: AA - Nägel

Induktive Statistik für vernarbende Alopezien

Wilcoxon-Test: mGLQ vs. Lebensqualitätsskalen

	Symptome - QoL_mean	Funktionen - QoL_mean	Emotionen - QoL_mean	Stigmatisierung - QoL_mean	Selbstvertrauen - QoL_mean
Z	-3,614[a]	-3,126[a]	-5,401[b]	-2,107[a]	-1,800[b]
Asymptotische Signifikanz (2-seitig)	,000	,002	,000	,035	,072

a. Basiert auf positiven Rängen.
b. Basiert auf negativen Rängen.
c. Wilcoxon-Test

Korrelationsanalyse: Alter und Lebensqualitätsskalen

			Alter in Kategorien	QoL_mean	Symptome	Funktionen	Emotionen	Stigmatisierung	Selbstvertrauen
Spearman-Rho	Alter in Kategorien	Korrelationskoeffizient	1,000	,085	-,046	,028	,130	,132	,049
		Sig. (2-seitig)	.	,611	,783	,865	,437	,430	,772
		N	38	38	38	38	38	38	38

Korrelationsanalyse: Ausprägung und Lebensqualitätsskalen

			Ausprägungsstufe nach Anpassung	QoL_mean	Symptome	Funktionen	Emotionen	Stigmatisierung	Selbstvertrauen
Spearman-Rho	Ausprägungsstufe nach Anpassung	Korrelationskoeffizient	1,000	,109	,205	,112	,018	,014	,076
		Sig. (2-seitig)	.	,527	,231	,514	,917	,934	,658
		N	36	36	36	36	36	36	36

Induktive Statistik für traumatisch bedingte Alopezien

Wilcoxon-Test: mGLQ vs. Lebensqualitätsskalen

		N	Mittlerer Rang	Rangsumme
Symptome - QoL_mean	Negative Ränge	67[a]	48,18	3228,00
	Positive Ränge	18[b]	23,72	427,00
	Bindungen	1[c]		
	Gesamt	86		
Funktionen - QoL_mean	Negative Ränge	40[d]	43,03	1721,00
	Positive Ränge	46[e]	43,91	2020,00
	Bindungen	0[f]		
	Gesamt	86		
Emotionen - QoL_mean	Negative Ränge	28[g]	31,32	877,00
	Positive Ränge	58[h]	49,38	2864,00
	Bindungen	0[i]		
	Gesamt	86		
Stigmatisierung - QoL_mean	Negative Ränge	29[j]	38,60	1119,50
	Positive Ränge	57[k]	45,99	2621,50
	Bindungen	0[l]		
	Gesamt	86		
Selbstvertrauen - QoL_mean	Negative Ränge	35[m]	35,80	1253,00
	Positive Ränge	51[n]	48,78	2488,00
	Bindungen	0[o]		
	Gesamt	86		

Statistik für Test[c]

	Symptome - QoL_mean	Funktionen - QoL_mean	Emotionen - QoL_mean	Stigmatisierung - QoL_mean	Selbstvertrauen - QoL_mean
Z	-6,137[a]	-,644[b]	-4,278[b]	-3,234[b]	-2,659[b]
Asymptotische Signifikanz (2-seitig)	,000	,520	,000	,001	,008

a. Basiert auf positiven Rängen.
b. Basiert auf negativen Rängen.
c. Wilcoxon-Test

Korrelationsanalyse: Ausprägung und Lebensqualität

			Ausprägungsstufe nach Anpassung	QoL_mean	Symptome	Funktionen	Emotionen	Stigmatisierung	Selbstvertrauen
Spearman-Rho	Ausprägungsstufe nach Anpassung	Korrelationskoeffizient	1,000	,036	-,129	,211	-,105	,107	-,049
		Sig. (2-seitig)	.	,748	,243	,054	,344	,334	,656
		N	84	84	84	84	84	84	84

Korrelationsanalyse: Alter und Lebensqualität

			Alter	QoL_mean	Symptome	Funktionen	Emotionen	Stigmatisierung	Selbstvertrauen
Spearman-Rho	Alter	Korrelationskoeffizient	1,000	,092	-,003	,007	,182	,062	,109
		Sig. (2-seitig)	.	,403	,978	,952	,096	,572	,320
		N	85	85	85	85	85	85	85

Induktivstatistik für Trichotillomanie

Ränge

		N	Mittlerer Rang	Rangsumme
Symptome - QoL_mean	Negative Ränge	43[a]	28,37	1220,00
	Positive Ränge	8[b]	13,25	106,00
	Bindungen	0[c]		
	Gesamt	51		
Funktionen - QoL_mean	Negative Ränge	26[d]	28,96	753,00
	Positive Ränge	25[e]	22,92	573,00
	Bindungen	0[f]		
	Gesamt	51		
Emotionen - QoL_mean	Negative Ränge	2[g]	10,50	21,00
	Positive Ränge	49[h]	26,63	1305,00
	Bindungen	0[i]		
	Gesamt	51		
Stigmatisierung - QoL_mean	Negative Ränge	23[j]	25,26	581,00
	Positive Ränge	28[k]	26,61	745,00
	Bindungen	0[l]		
	Gesamt	51		
Selbstvertrauen - QoL_mean	Negative Ränge	28[m]	27,25	763,00
	Positive Ränge	23[n]	24,48	563,00
	Bindungen	0[o]		
	Gesamt	51		

Statistik für Test[c]

	Symptome - QoL_mean	Funktionen - QoL_mean	Emotionen - QoL_mean	Stigmatisierung - QoL_mean	Selbstvertrauen - QoL_mean
Z	-5,221[a]	-,844[a]	-6,018[b]	-,769[b]	-,937[a]
Asymptotische Signifikanz (2-seitig)	,000	,399	,000	,442	,349

a. Basiert auf positiven Rängen.
b. Basiert auf negativen Rängen.
c. Wilcoxon-Test

Korrelationsanalyse: Ausprägung und Lebensqualität

			Ausprägungsstufe nach Anpassung	QoL_me an	Symptome	Funktionen	Emotionen	Stigmatisierung	Selbstvertrauen
Spearman-Rho	Ausprägungsstufe nach Anpassung	Korrelationskoeffizient	1,000	,322*	,130	,325*	,296*	,305*	,234
		Sig. (2-seitig)	.	,021	,365	,020	,035	,029	,099
		N	51	51	51	51	51	51	51

*. Die Korrelation ist auf dem 0,05 Niveau signifikant (zweiseitig).

Korrelationsanalyse: Alter und Lebensqualität

			Alter	QoL_mean	Symptome	Funktionen	Emotionen	Stigmatisierung	Selbstvertrauen
Spearman-Rho	Alter	Korrelationskoeffizient	1,000	-,193	-,133	-,143	-,348*	-,118	-,143
		Sig. (2-seitig)	.	,178	,358	,324	,013	,414	,323
		N	50	50	50	50	50	50	50

*. Die Korrelation ist auf dem 0,05 Niveau signifikant (zweiseitig).

Kruskal-Wallis-Test: Lokalisation

	Tillo - Lokalisation	N	Mittlerer Rang
QoL_mean	nur Kopfhaut	27	27,33
	KH und Gesicht	8	19,38
	KH und Körper	9	32,00
	KH, Gesicht und Körper	6	15,67
	Gesamt	50	
Symptome	nur Kopfhaut	27	25,30
	KH und Gesicht	8	23,63
	KH und Körper	9	34,00
	KH, Gesicht und Körper	6	16,17
	Gesamt	50	
Funktionen	nur Kopfhaut	27	26,94
	KH und Gesicht	8	21,13
	KH und Körper	9	32,22
	KH, Gesicht und Körper	6	14,75
	Gesamt	50	
Emotionen	nur Kopfhaut	27	28,24
	KH und Gesicht	8	18,94
	KH und Körper	9	29,39
	KH, Gesicht und Körper	6	16,08
	Gesamt	50	
Stigmatisierung	nur Kopfhaut	27	26,46
	KH und Gesicht	8	20,63
	KH und Körper	9	33,44
	KH, Gesicht und Körper	6	15,75
	Gesamt	50	
Selbstvertrauen	nur Kopfhaut	27	27,85
	KH und Gesicht	8	19,69
	KH und Körper	9	27,17
	KH, Gesicht und Körper	6	20,17
	Gesamt	50	

Statistik für Test[a,b]

	QoL_mean	Symptome	Funktionen	Emotionen	Stigmatisierung	Selbstvertrauen
Chi-Quadrat	6,359	5,687	6,182	5,757	6,397	2,907
df	3	3	3	3	3	3
Asymptotische Signifikanz	,095	,128	,103	,124	,094	,406

a. Kruskal-Wallis-Test

b. Gruppenvariable: Tillo – Lokalisation

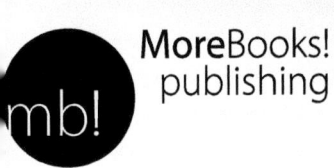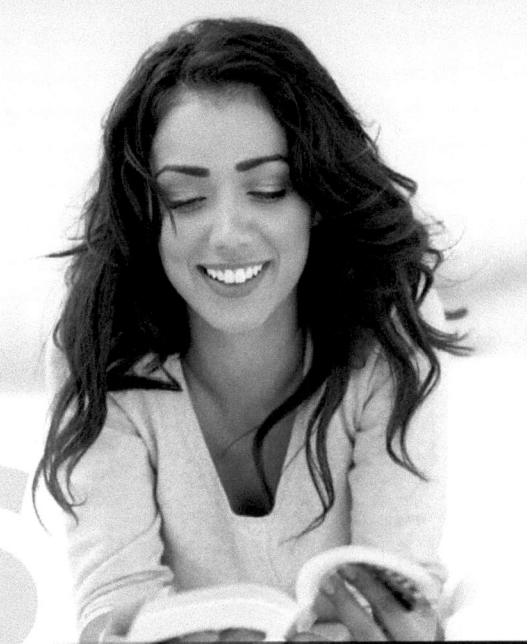

i want morebooks!

Buy your books fast and straightforward online - at one of world's fastest growing online book stores! Environmentally sound due to Print-on-Demand technologies.

Buy your books online at

www.get-morebooks.com

Kaufen Sie Ihre Bücher schnell und unkompliziert online – auf einer der am schnellsten wachsenden Buchhandelsplattformen weltweit! Dank Print-On-Demand umwelt- und ressourcenschonend produziert.

Bücher schneller online kaufen

www.morebooks.de

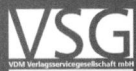 VDM Verlagsservicegesellschaft mbH
Heinrich-Böcking-Str. 6-8   Telefon: +49 681 3720 174   info@vdm-vsg.de
D - 66121 Saarbrücken   Telefax: +49 681 3720 1749   www.vdm-vsg.de

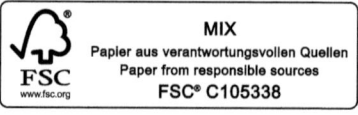

Printed by Books on Demand GmbH, Norderstedt / Germany